神志病疗愈丛书

云南省高校针灸防治神志病科技创新团队资助项目

心理导航

主编　陈　嵘　刘海静

全国百佳图书出版单位
中国中医药出版社
·北　京·

图书在版编目（CIP）数据

心理导航 / 陈嵘，刘海静主编 . -- 北京 : 中国中医药出版社，2024. 12. --（神志病疗愈丛书）.

ISBN 978-7-5132-8907-8

Ⅰ. R256.2

中国国家版本馆 CIP 数据核字第 202483E51U 号

中国中医药出版社出版

北京经济技术开发区科创十三街 31 号院二区 8 号楼

邮政编码　100176

传真　010-64405721

北京盛通印刷股份有限公司印刷

各地新华书店经销

开本 880×1230　1/32　印张 9　字数 210 千字

2024 年 12 月第 1 版　2024 年 12 月第 1 次印刷

书号　ISBN 978－7－5132－8907－8

定价　65.00 元

网址　www.cptcm.com

服 务 热 线　010-64405510

购 书 热 线　010-89535836

维 权 打 假　010-64405753

微信服务号　zgzyycbs

微商城网址　https://kdt.im/LIdUGr

官 方 微 博　http://e.weibo.com/cptcm

天猫旗舰店网址　https://zgzyycbs.tmall.com

如有印装质量问题请与本社出版部联系（010-64405510）

神志病疗愈丛书

总编委会

神志病疗愈丛书

《心理导航》

编委会

主　编　陈　嵘（云南中医药大学）

　　　　刘海静（云南中医药大学）

副主编　兰　戎（昆明兰戎心理工作室）

　　　　张　涛（昆明诗篇心理工作室）

编　委　（按姓氏笔画排序）

　　　　石西南（云南中医药大学）

　　　　汝　晶（云南中医药大学）

　　　　李明泓（云南中医药大学）

　　　　周双明（云南大学附属医院）

　　　　赵丽君（云南省腾冲市中医院）

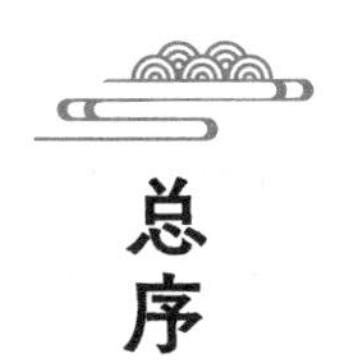

总序

神志病是一个中医学概念，此类疾病临床以睡眠节律和情志的异常为主要特征，包括了西医学的精神疾病（如睡眠障碍、抑郁症、焦虑症、创伤后应激障碍、青少年行为和情绪障碍等）和心身疾病（如偏头痛、癫痫、血管性痴呆、消化系统溃疡、肠易激综合征、更年期综合征等）。随着现代社会生产力的发展和进步，人们所处的社会环境和需要应对的各种压力大幅增加，人类疾病谱发生了巨大的变化，神志病的发病率呈不断上升趋势。曾经的少见病抑郁症俨然成为常见病，曾经为吃不饱、穿不暖而发愁的人们如今却为无法安眠而苦恼。作为一名从事神志病临床二十多年的医者，深切感受到此类患者及其家属的痛苦和煎熬，更深知此类疾病的康复之路何其艰难而曲折。患者必须认识到自己才是康复的主体，而不是被动接受治疗的那一方，医生治疗之余的日常生活，才是患者战胜疾病的主战场。由于此类疾病的影响因素众多，大到社会环境、家庭氛围，小到饮食宜忌、作息习惯，都会对疾病的预后转归有显著影响，所以我们在临床接诊此类患者时所花费的时间比其他患者要多得多，事无巨细，耐心叮嘱，"话疗"俨然成为治疗的一部分。这样的诊疗虽然使我成了患者口中"有温度的医生"，但毕竟门诊时间非常有限，于是便萌生了出版这套丛书的想法。

神志病疗愈丛书包括《药膳食疗》《中医导引》《心理导航》《简易外治法》四个分册，针对患者的饮食、运动、心理调适进行指导，并介绍一些易学易用的简易外治法（如艾灸、拔罐等）作为医院治疗之外的补充，从多个层面指导患者的日常调护。本书力求兼顾专业的科学严谨与科普的通俗易懂，既以专业、科学的理论为界定内容的唯一标准，同时用可相互替换的通俗语言表述科学定义、现象及其操作方法，让读者易读易用，充分获益。

本套丛书的面世将是广大神志病患者的福音，可以帮助患者真正把健康掌握在自己手中。本套丛书虽然以神志病为主要关注点，但其中的心理原理和饮食、运动及外治法的基本原则和方法是具有普适性的，其他疾病人群及健康人群均可从阅读中获益。本套丛书更有望成为广大从事此类疾病诊疗的医生的得力助手，可大幅减少医生对患者进行口头生活调护指导的工作量，有效提高工作效率。

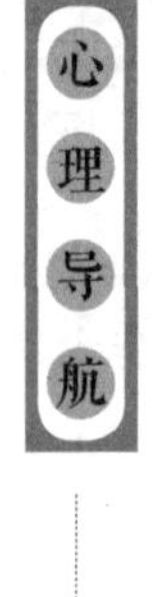

本套丛书主要由云南省高校针灸防治神志病科技创新团队资助项目资助，同时也得到云南中医药大学副校长部先桃教授全方位的大力支持。本丛书的编写和出版，凝聚了中国中医药出版社各位编辑，参与分册编写、照片拍摄、视频录制、图片制作的各位团队伙伴，广州中医药大学余瑾教授，以及我们的患者朋友的智慧、汗水和心血。对各位的倾心付出，在此表示衷心的感谢！本丛书的编写虽力求尽善尽美，但难免存在错漏或不尽如人意之处，敬请读者朋友提出意见和建议，以便再版时修订提高。

刘海静

2024 年 2 月于昆明

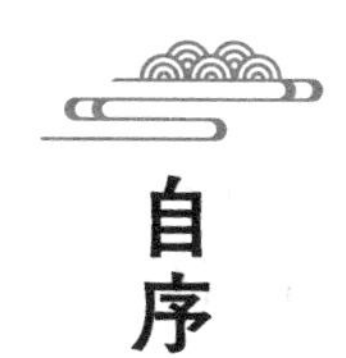

自序

在物质文明日益丰富的今天，人类依旧需要携手应对生老病死以及纷繁复杂的压力性、适应性、发展性和关系性挑战。心理平衡期逐渐缩短，而调整期却相应延长；选择自由度的扩大伴随着焦虑感的加剧；主流价值观的构建过程中多元文化冲突凸显；家庭结构趋于核心化、小型化，其功能性与稳定性却有所减弱……这些现象深刻推动着心理学理论研究与应用实践的进步。尤为显著的是，心理学界愈发聚焦于探索生命的意义感与幸福感。

作为一部风格独特的专著，本书致力于将深奥、复杂的心理学专业知识以贴近生活的方式呈现。我们力求在科学严谨与普及易懂之间找到最佳平衡点，通过理论分析与心理描绘的巧妙结合，启发读者深入探索自我，同时为中西医临床心理工作者、社会心理咨询师、在校学生及教师提供宝贵的参考。

本书由云南中医药大学深耕临床心理学研究、治疗、教学与督导领域的一线资深教授领衔主编，并由具有十六年以上从业经历、在业界享有盛誉的专职心理咨询师担任副主编。内容不仅囊括了心理学的经典理论与最新研究成果，还力求以生动多样的语言形式，激发读者的情感共鸣，引导人性深思，避免单一视角带来的认知局限。

全书分为三个部分：上篇“心理洞察”、下篇“自我疗愈”及附录。三个部分紧密相连，共同展现了作者的主要观点与独特风格。上篇以深入浅出的方式剖析心理学理论，使抽象知识贴近生活；下篇则提炼出高效实用的心理调节方法与技术；附录部分则精选了治疗案例，引领读者探寻内心深处的真实世界。书中穿插真实案例、知识之窗、心理导航等栏目，每章结尾设有小结，结构清晰，前后呼应。

我们始终追求在有限的生命中实现精神的超越与心灵的自由，这一过程让编者深刻触及了内心最柔软的部分。本书不仅是一次关于心理学探索的奇妙旅程，更是一个全新起点的标志。然而，鉴于文字表达的局限性与写作水平的持续提升，书中难免存在不足之处，我们衷心期待广大读者的宝贵意见与建议，以助我们不断完善，共同进步。

2024 年 11 月于昆明

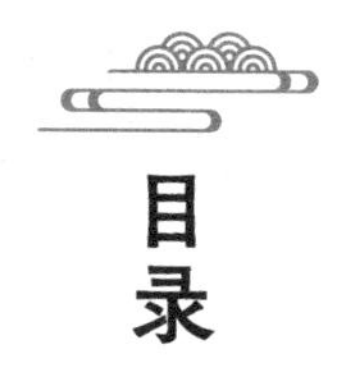

目录

上篇　心理洞察

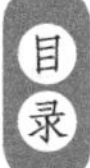

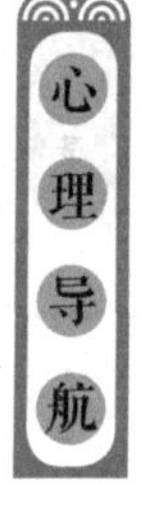
心
理
导
航

下篇　自我疗愈

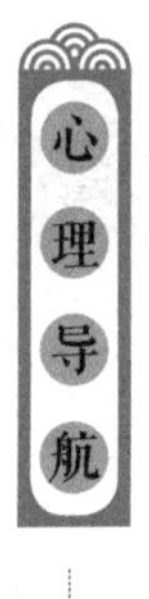
心
理
导
航

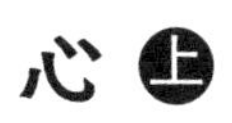

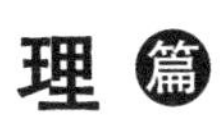

心理洞察

第一章

忽如一夜春风来——心理与神志病

如何重塑失衡的大脑功能?随着神经医学与分子药理学的飞速发展，我们期望能在生理与心理之间构建起一种理性且有序的逻辑桥梁，以期改善人们的情绪状态、优化睡眠质量，并延长生命长度。然而，这些科学进步虽能带来诸多益处，却并不能完全解答人类存在的终极问题——即便身处现实的困境与疾病的困扰之中，如何保持内心的豁达、超越与坦然，仍是一个深刻的课题。

众所周知，人类的经验积累总是有限的，正如生命之旅不可避免地伴随着种种缺憾。因此，我们应当努力摒弃那些过于绝对化的观念，以更加开放和包容的心态去面对生活的真相，从而真正体验到心灵的自由与解脱。

第一节　敞开胸臆说心理

诞生于100多年前的科学心理学，相较于漫长的生命史而言，如新生儿般稚嫩。心理即人脑对客观事物的主观反映，由认知、动机和情绪、人格和能力组成，揭示了自我洞察的原点。只有仔细观察生活之后才会慢慢发现，那些相互作用、随机耦合的复杂系统变化万千。

一、认知迷思

大脑接收并处理外来信息，然后再输出信息，以建立理解内部与外部世界的模式。面对世间的巨变，我们理性、有序且富有逻辑地审视自己，以逃避那些恐惧——物是人非的变迁。或许，活着确实需要一些勇气。从感觉、知觉到记忆与思维，认知过程由原始、简单逐渐变得复杂，最终又回归质朴。

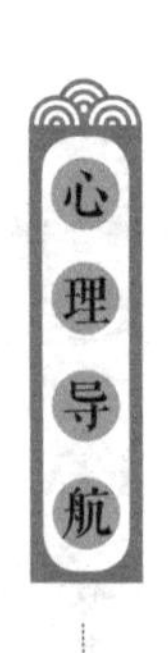

视、听、嗅、味、触觉及平衡感，既让婴儿感到无所适从，又让他们倍感新奇。在1岁之前，自我意识尚未形成，婴儿并不知道自己是谁，也无法评价自己的状态，更不能像儿童或成年人那样主动控制并调节自己。当大量的外来信息涌入脑海时，这些信息显得模糊、随机、无序而又混沌。哪些是客观的？哪些是主观的？哪些源于自己？哪些来自外界？由于被感觉的对象无法与背景分离，因此婴儿不能恒定地觉知事物的整体意义，似乎一切都是自己的创造。于是，在觉知过程中，可能会出现歪曲、错构，甚至无中生有的幻觉。随着年龄的增长，认知逐渐能够反映客观现实，远离幻觉。因此，某种程度上说，成人罹患精神分裂症就像退行到了生命的早期阶段，在社会化的环境与成熟的躯体中，置换了原始、幼稚的心灵，显得格格不入。

在经历1年多与父母的互动观察后，幼儿才能分辨自我与他我，客观世界才逐渐从他们的内心中分离出去——爸爸、妈妈和我是不同的。于是，一个有别于他人的独特个体开始崭露头角，迎接属于他个人的生命时光。但这也注定了他的一生中，愉悦与失落将此起彼伏。微笑、温暖、轻柔的爱抚让人感到幸福、快乐，并觉得自己可以被接纳；而苦恼、忽略、生硬的拒绝则让人感到糟糕，并觉得自己被排斥。很多来访的成年人受到非黑即白观念的困扰，要么将人和事视为绝对好，要么视为绝对坏。追溯他们的成长史，常常可以看到一个被极端两极化的家庭牢牢束缚的“内心小孩”。有时，长久压抑的自卑与苛责看似是对童年期父母的愤怒，其实本意是在表达对早期自我糟糕体验的不满。在成长过程中，痛苦的烙印总是比快乐的记忆更深刻，甚至不能随时间流逝而淡忘，它们不断复现，如一次次回流，让人想要从哪里开始就从哪里去解决，全然不顾时过境迁、人只能存在于当下的事实（见“心灵导航”）。

心灵导航

心理创伤

剑一不留神从腰间滑落，乘舟逐流的旅客匆忙间在船身刻下痕迹，以便能够再次寻回。寓言想要告诉我们的不是人的愚昧，而是隐喻痛苦的记忆沉入心灵的暗河，却刻画了溯源的印记，虽流云飞逝也不曾被磨灭。刻舟求剑，求得一次次回归，是执念，也是反思。心理创伤对人生而言正是如此，当各种现实原因造成某个年龄阶段重大的需求未获满足，虽然年龄增长但是心理发展却停滞于该时期，并且表现出该时期心理行为的特征。或者遭遇重大打击而又无力应对，也可能退行至早期。此时，人的反应较为幼稚而与当下的现实处境格格不入。可以说，早期严重的心理创伤如暴力、虐待、长期被忽略、被遗弃等，发生的时间越早、对生存威胁越大，从当下反复退行的情况就越严重。一次性创伤如果作用时间短（＜3个月），尚可随环境改变而自愈，或者通过及时治疗而好转。如果持续时间较长或反复遭遇重大打击，则发展为慢性创伤，广泛影响身心功能，敏感脆弱而经常被微弱的刺激所诱发，最终阻碍人格发展。

幸福抑或泪水，沉淀下来就汇聚为经验。即便离开那时那景，也能被相关的线索激活而被人识别、再认或再现。关心我、照顾我而富有责任感的异性之所以合心意，恰恰在于合上了既往的体验，抑或与想象中的“影像”重合，以弥补曾经的缺失。一个早年被父母遗弃的孩子，对母亲的幻想可能更强烈，甚至脱离现实，面对成人世界稍不如意便苛责、抛弃、伤害，毕竟记忆中创造、建构出来的母亲难以替代。当然，记忆所累积的经验为我们理解新事物提供了心灵地图，按图索骥，便捷有效。甚至忽视了那些偶然发生而闯入脑海的随机变化与创造性直觉，因为大脑始终属于自然物质的一个部分，就像复杂的自然界由金木水火土等基本元素构成一样。于是，人们借助文学、艺术、哲学、神话承载集体记忆，瑞士心理学家卡尔·古斯塔夫·荣格（Carl Gustav Jung）称其为原型。可以说，很多时候那些未经理性反思即显现出来的觉知，是超越个体的共同精神遗传。例如，在一个夫妻关系治疗的个案中，妻子顽固而近乎疯狂地想做母亲，虽然她认同丈夫的分析，生育孩子确实时机未到，最终却莫名其妙地腹部隆起、恶心呕吐。或许母性意识的觉醒有诸多缘由，但正如她所言，是突然发生而与外界毫不相干的。

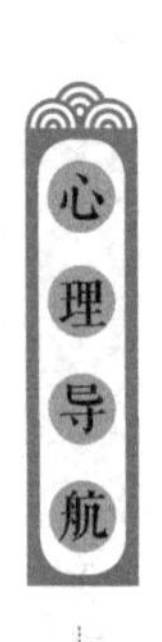

曾经的事件、人物或学会的单词、语法、计算、动作等，

强化了我们的理性与逻辑思维能力。当刺激我们产生感觉与知觉的客观事物不在眼前时，我们仍能比较、分析、甄别、综合、抽象出概念，总结出事物运行的规律，并应用这些规律来做出决策、制定方案、解决问题。而交流这些思维成果的主要手段是语言文字。通过彼此学习，我们建立应对的策略和方法，解决大部分遇到或可能遇到的问题。然而，随着生活与工作节奏的加快，对高效率的过度追求让“温和与容忍”变得日益罕见。快餐式、破碎的阅读，浅尝辄止的情感交流，以及简化重复的灌输式说教，常常导致绝对化、非黑即白、糟糕至极的想法产生。这些想法有时或许能迅速解决问题，就像电脑工具一样，但在面对复杂的心理世界时，却常常适得其反。因为我们的记忆系统中时刻涌动着感性的、柔软的、模糊的情感。比如，一个孩子带着哭腔解释为何被老师处罚，而爸爸却面色阴沉地期待听到孩子的反思，或者父母在教育孩子时说“我们可以理解你，只要你实话实说”，但孩子早已从父母质疑的眼神、不屑的语气中解读出了他们的真实意图。因此，道理越正确往往越容易引起逆反，彼此的经验早已在交流中先入为主地筑起了防御的高墙。

人们常说“换个角度想问题”，却未曾深入思考如何换。想到糟糕之处就多想想好处，这说起来容易做起来难。伽利略·伽利雷（Galileo Galilei）之所以视语言为人类所有发明中最伟大的发明，是因为从交流学的角度来看，换一种叙事的风格，才有可能转换思维的内容。如果不首先共情孩子的哭腔，就难以真正回应孩子的情感诉求。说什么远没有如何说重要，因为自省式的思维本身不是问题，出问题的是如何恰当地表达这种自省式的思维。

二、情绪迷雾

记忆中最鲜活的部分是非理性的情绪。尽管心理学家与生理学家联手发明出各种理论：神经递质上调或下调的结果；躯体感受的表征；迷惑思维的谎言；认知活动的副产品……都试图把七情六欲纳入有序的电脑编程。毕竟，让人活在某种理论学说里，虽然禁锢了自我，却增强了掌控感。我们只需稍作联想，那时的天气是阳光明媚还是暴风骤雨？月光皎洁抑或暮霭沉沉？微笑还是紧蹙眉头？洒脱奔跑或者徘徊悱恻？便很容易在回忆中掀起情感的波澜，细腻缠绵、痛苦挣扎、喜悦满足……情景化的记忆是对情感的记录。语言的内容有时候具有隐蔽与欺骗性，但唯有肢体语言总是很诚实，借助语音、语调、面部表情、身体姿势与动作传情达意。心存忧虑的人说自己很坦然却坐立难安；痛苦缠身的人说自己心如止水却禁不住掩面抽泣；满怀激愤的人说自己心态平和却常常捶胸顿足；无所适从的人说自己坦荡接纳却总是目光警惕、双手抱胸而身体后仰。学习肢体语言表征怎样的情绪，让人变得敏锐，却绝不意味着成为审讯心灵的“警察”。任何肢体语言放在不同的情景、语境与文化氛围中，有不同的意义，过度敏感也是困扰之源。因为相较于喜怒哀乐等基本情绪，焦虑、抑郁、羞耻、惭愧、内疚等复杂体验与幸福感、自尊感、效能感、意义感等高级情感紧密关联。人类不仅满足衣食住行的需要，也谋求自我实现与自我超越。

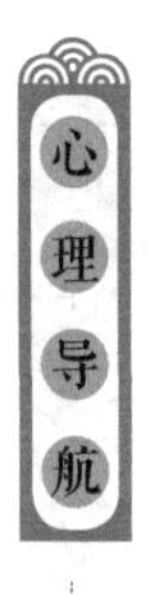

三、意志解构

试图满足自身需要的动力会催化出动机。有意识地订立目标，明确方案与策略，进而支配并调节自己的行动，以克服困难，塑造相应的意志力。在意志力的作用下，人们能调控行为。众所周知，有意识的行为被迫中断、调整或努力保持，须经历内心冲突。结婚与个人自由，在鱼与熊掌不可兼得的矛盾中挣扎，会让人陷入双趋冲突。服药或任由病情发展，前怕狼后怕虎、进退维谷，易陷入双避冲突。当医生，压力大但社会地位高；做力所能及的小事，可能自觉不够成功但不至于太忙碌；小学教师，责任重但工作稳定：当趋向于多个目标而每个目标又都存缺憾，则面临多重趋避冲突，常见于复杂的人际关系，如婚姻、家庭、工作，或者在这些关系中无法有效管理时间、分配精力。持久陷入矛盾而难以抉择，往往源于缺乏合理认知与应对策略，进而压力倍增，甚至罹患疾病。事实上，逃避而久拖不决，也是一种选择，因为客观事物的发展往往不以我们的意志为转移。丧失明明可以自理的日常生活能力，蓬头垢面、邋里邋遢、不能主动饮食被视为意志减退或缺乏，是严重精神疾病的表现。

当需求未获满足则人们会体验到身心失衡。人们构词“需要”来标注这种身心失衡的状态。例如，感受不到被他人重视，会引发羞耻感并产生试图满足自尊需求的想法，再激发动机、调动意志力，在反复冲突之后采取行动，或逃避或努力争取赢得尊重。当然，解释更为隐晦的动机需要拓展我们的思维。一个自卑、内向、自制的初中男生在性冲动的支配下与异性发生了性关系，随之而来的控诉及强烈的内疚自责，不仅让家长、老师、同学颇为费解，就连他自己也十分迷惑。表面的需要是为了释放性欲张力，深层次的分析才逐渐让人理清：长期的自卑感从学业、同学的不认可中转移、聚焦于性能力，成功的性交弥补了自卑感，也付出了代价——自我的惩罚。类似的复杂动机还常见于强迫、焦虑、抑郁等莫名其妙的症状中，而在心理医生看来都有其合理的缘由。如果超越上述归因式思维、拓宽视野，就能够进一步领悟，性的问题常常在性外，文化、生活、教育及其人际沟通的影响与冲突置换为性，而不仅仅是一种本能欲望的释放。因此，改变什么的前提是接纳什么，一些被理性思维忽略的瞬间，对于复杂的人类心理和社会系统而言，恰似“蝴蝶效应”。

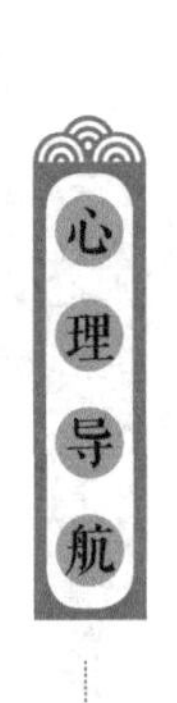

心灵导航

蝴蝶效应

“一只南美洲亚马孙河流域热带雨林中的蝴蝶，偶尔扇动几下翅膀，2周后却引起美国得克萨斯州的一场龙卷风”。1963年，美国气象学家爱德华·诺顿·罗伦兹（Edward Norton Lorenz）借此比喻微弱的初始变化经过复杂系统内多因素的交叉耦合后，引起一系列连锁反应。临床心理的研究让人日益清晰，但也越来越迷惑。在精神世界里，要消除什么、能改变什么、产生怎样的效应，并没有那么笃定。同名的好莱坞电影里，主角因患间歇性失忆而用写日记的方法自我疗愈。其间，他不断穿越回过去，可无论怎样改变，始终都是一场悲剧，最终他掐住脐带，结束了自己刚要开始的生命。电影以一种惊悚的视角隐喻：微笑不一定意味着美好愿景的激活，还可能是最后的告别；回忆阴霾不一定能扫除内心的阴霾，还可能被阴霾笼罩……获得某个结论、分析或解释的时候，更须接纳、共情、温和与包容。奔涌而现的混沌、非线性空间理论正向每个人展示着随时代迁移与岁月更迭而来的无序变化。

四、人格整合

我们持续探索自己扮演不同角色时的形象：在父母、老师、亲朋好友、伴侣以及孩子眼中的自己，乃至理想中的自我，旨在构建一个既整合又相对稳定的自我形象，这被视为人类文明发展的重要成果之一。尽管在不同社交场合中，我们可能会戴上适应情境的“面具”，但某些核心特质，如温和谦逊、聪明热情、狡诈阴险或冷漠孤僻，逐渐成为个人独特的识别标志。一个外向的人即便独处，其本质的外倾性仍能被感知；同样，一次热情洋溢的演讲也不足以改变人们对某人偏好独处的认知。

整合的人格展现出高度的灵活性，能够根据不同环境进行调整，同时保持其核心特征的基本稳定。人格发生显著变化，以至于让熟识之人感到陌生，这种情况多发生在经历重大生活变故之后，如灾难、亲人离世或罹患严重疾病等情境下。若无此类明显诱因，人格的无端巨变则可能是早期重型精神疾病的警示信号。

人格是心理特质的综合体现，代表了个人的精气神，涵盖气质与性格两方面。气质与遗传紧密相关，体现在觉知速度的快慢、思维的灵活性、情绪体验的强弱、注意力的集中时间以及内向或外向的倾向等。这种与遗传的关联表明气质具有先天差异性，本身并无好坏、对错之分，但它确实会影响个体的社会适应能力和职业生涯选择。当然，先天气质并非不可改变，通过后天的教育，某些特征可以得到强化或削弱。这一过程往往伴随着性格的塑造而得以实现。性格涉及对人、对己、对事、对物的态度以及由此形成的习惯化行为模式。虽然“三岁看老”的说法过于绝对，但通常情况下，人格在 7 岁左右已初步形成，并在青春期逐渐趋于稳定。因此，性格的养成是一个心理建设的过程，而非简单的结果。尤为重要的是，成年人能够洞察自我、实现自我疗愈，这是我们可以给予孩子的最宝贵礼物。而“等长大就懂事了”这一观念则是一种认知偏差，因为神经症伴随的人格缺陷往往具有迁延不愈、反复发作的特点，需要早期关注和干预。

心理学家阿尔弗雷德·阿德勒（Alfred Adler）曾言“幸福的人一生被童年治愈，而不幸的人用一生去治愈童年”。两岁之前父母需要竭尽所能、倾尽所有地去爱孩子，怎么做都不为过，但之后就要选择合适的方式。父母与孩子的关系像“心理脐带”，太短容易窒息，会阻碍其社会化的发展，而孩子的挣扎也同时会绊倒我们自己。

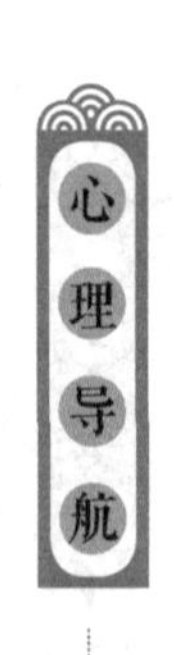

第二节　万花筒里神志病

【案例导读】

48岁的刘阿姨深受更年期症状困扰，食欲不振。不期而遇的潮热和出汗让她感到尴尬不适，且睡眠质量下降，导致她精神不振。近一个月来，她开始担忧自己患上重大疾病，尽管医院的多次检查结果让她稍感安心，但在疲惫之时又担心自己可能罹患抑郁症。几次误取单位文件后，她自觉记忆力减退，担心是阿尔茨海默病的先兆，于是她坚持每天记录生活琐事以锻炼思维。出门前，因听说小区内有盗窃事件发生，她多次检查门锁，进而担心自己是否患上了强迫症。尽管她意识到这些担忧可能并无必要，但仍难以克制联想到死亡，内心陷入双避冲突之中。在就诊神志病科时，刘阿姨自述曾在头脑不清醒时，将落日余晖下墙上斑驳的影子误看作“一张扭曲的脸”，虽然再次细看时确认并非如此，但仍感到惊恐不安。随后，她上网查阅资料，误以为自己的症状属于幻觉，进而担心这可能与精神分裂症相关。

一、厘清神志病常识

公元前221年至公元8年，先秦至西汉时期空前繁盛的学术氛围催生了中国最早的医学巨著《黄帝内经》，与此同时，古希腊的医生也开启了人体解剖的先河。东西方对生命奥秘的探索跨越时空，遥相呼应。刘阿姨所忧虑的疾病，依据不同的医学体系有着不同的诊断归类。其中，根植于五行学说的神志理论，蕴含了深刻的心理学智慧。五神，即魂、神、意、魄、志，而志又可细分为喜、怒、思、悲、恐，这五志源自七情之转化。因此，神志的波动映射出人的精神意志活动，广泛涉及情绪、感觉、情感、思维、意识、意志、记忆、认知及行为等多个层面。然而，在繁忙的日常生活中，人们易受六淫外邪侵袭，或因七情过度而伤及内脏，或饮食无度而失节，从而罹患神志疾病。尽管关于阴阳失衡、脏腑功能失调、气血津液变动的病机探讨逐渐淡出大众视野，但这一理论强调机体运作异常最终可导致脑神功能失调，表现为各种神志活动的紊乱，这与现代精神医学的观点不谋而合。基于此，神志病涵盖了广泛的医学范畴，包括精神疾病如抑郁症、焦虑症、强迫症、癔症及青少年行为与情绪障碍；部分神经疾病如血管性痴呆、偏头痛、紧张性头痛；以及心身疾病如高血压、消化性溃疡、睡眠障碍、更年期综合征等。那么，刘阿姨可以被纳入患者的范畴吗？

二、症状不等于疾病

（一）解读认知症状

心跳加速、血压飙升，这些生理反应可能发生在任何受到刺激的情况下，但并不一定意味着心脏病。人们对于单纯的躯体疾病往往能较为理性和客观，然而，一旦涉及精神层面，就容易受到心理暗示的干扰，导致症状被放大、缩小，甚至产生看似确凿不疑的错觉。因此，个体可能会出现感觉超敏现象，即对一般强度的刺激或轻微的躯体不适感到难以忍受、异常痛苦；反之，也可能出现感觉麻木、迟钝的情况。除非有CT、核磁等客观医学检查证实存在感觉神经系统病变，如脑出血、脑梗死、神经纤维受损等，否则主观感受的放大常常会导致知觉发生变化，甚至在惊恐不安的情绪中产生错觉，比如刘阿姨将墙上的影子误认为是人脸。此外，有时人们还会在没有任何客观事物刺激的情况下，“无中生有”地出现幻听、幻视、幻味、幻嗅、幻触等感知异常。其中，幻听是最为常见的一种，患者可能会感到自己被议论、评价或嘲讽。

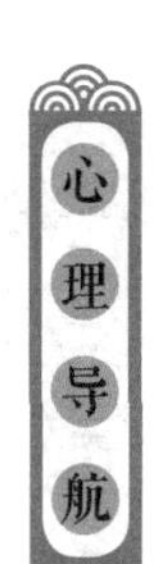

当思维出现障碍时，无论是迟缓还是奔逸，都会在语言文字的交流中明显体现出来，表现为联想缺乏逻辑性，词汇堆砌随意，甚至无法构成完整的句子，显得支离破碎。思考内容也可能偏离常态，如强迫性思维，既不合理且不必要地反复思考那些毫无实际意义的问题，如“人为什么有两只眼？”或“说话时头倾斜15°好还是10°好？”等。尽管个体自知这些思考无意义，并试图摆脱，但往往难以自制。

刘阿姨选择记录生活细节以防记忆衰退，这一行为有现实依据且反应合理。她将错拿文件与疾病相联系，虽略显过虑，但并不构成病理性强迫。在日常生活中，人们常将妄想与幻想混淆。实际上，妄想是精神病的典型症状，其内容脱离客观现实，即便面对事实也固执己见，如被害妄想者，在缺乏证据的情况下坚信自己受到某些人或集团的威胁，从而在日常生活中表现出惊恐回避，甚至可能伤及无辜。然而，由于内省功能的丧失，他们往往没有内疚感，也缺乏摆脱困境的痛苦体验。相比之下，强迫思维驱使下的行为，如反复洗手、数数、检查等，则伴随着内心的矛盾与冲突；而妄想导致的刻板行为则显得更为单一和重复，缺乏这种内在的矛盾性。

刘阿姨所担忧的幻觉、妄想虽与精神分裂症相关，但从上述描述来看，其困扰更多源于非专业的理解与误判。事实上，正常人在特定情境下，如强烈情绪伴随生动想象、回忆、期待，或在刚入睡、极度疲劳、被催眠等状态时，也可能出现歪曲的意象。为此，医学界制定了区分病态与非病态的标准（详见“医生有话说”）。刘阿姨的错觉虽存在，但她能合理解释其与“头脑昏沉”的疲倦感相关，且通过“定睛再看”确认了现实的真实性，这实属正常心理反应范畴。同时，她的负性情绪持续时间短暂，心理冲突也未出现病理性变形。

医生有话说

病与非病，看似简单其实难

非器质性结构病损的纯粹精神类疾病，必须在医患面谈的基础上，凭借医生的经验才能被诊断，而心理测验仅是参考。心理学的依据包括：①主客观世界是否统一：自知力正常者认为精神症状源于主观臆测，并能用常识如确实遭遇挫折打击等进行解释，而患者则坚信各种主观症状均为现实存在。②内心冲突与现实刺激是否相称：正常的冲突聚焦于重要的、对个人发展具有意义的事情，如升学、就业等，因而遭遇失败时伤感落泪实属自然，而变形的冲突聚焦于无关紧要的小事，如走路踩地砖中间还是边线等。③人格是否相对稳定：即日常行为、态度是否突然而持续地判若两人。除此之外，医学的标准还需考虑病程时间，如神经症中抑郁症持续2周，惊恐发作至少6个月，而其他类型的神经症至少3个月。

记忆力的增强或减退可能与个人处境、年龄以及疾病状态有关。阿尔茨海默病（详见“知识之窗”）的早期病理性记忆衰退主要表现为对最近识记事物的遗忘，即便给予线索也难以回忆。随着年龄的自然增长，再认能力相对容易保持，例如之前认识的朋友，在再次见到时仍能记起，但缺乏线索时的回忆能力会逐渐减弱，尤其在70岁以后更为明显。此外，老年人的记忆以有意识的记忆为主，这需要他们努力集中注意力，因此容易感到疲劳。

脑梗、脑出血等脑部疾病后，患者常无法回忆疾病发生之后一段时间内的经历；颅脑外伤后，则可能无法回忆受伤之前的情况；而遭遇重大精神打击的患者，为了避免沉痛的情感体验导致心理崩溃，可能会选择性地遗忘与该刺激相关的生活经历。

个体对经历过的事物产生错误的回忆，即将此事物误认为是彼事物，且即便经过提醒也坚持错误记忆，这种现象称为错构，多见于精神发育不全、乙醇中毒性精神病等情况。而在严重记忆损害的基础上，患者还可能随意编造与实际情况关联性较低的虚拟内容，这种现象称为虚构。

知识之窗

阿尔茨海默病与临床前期

阿尔茨海默病是一组病因未完全被阐明的脑退行性疾病。多发于60岁以上的老年人。早期常以近期记忆障碍为主，容易被人忽略。自1994年起，国际阿尔茨海默病协会将每年的9月21日定为“世界阿尔茨海默病日”，因为目前尚不能治愈该病。近年来，如何预防和早期干预成为关注的焦点。美国肯塔基大学的学者经过研究后提出：早年语言能力低可能是阿尔茨海默病的易患因素。这些前瞻性的研究结果提示医护人员在临床工作中应加强卫生宣传和教育工作，训练语言表达、计算、记忆等，最大限度地预防或在临床前期早期干预，具有重大意义。

非病理性的记忆变形同样常见于健康人群。一方面，人类的认知容量是有限的；另一方面，为了维护日常生活的平稳，个体倾向于将早期的痛苦记忆压抑至潜意识层面（见“知识之窗”），而留在意识层面的部分则往往经过了变形与伪装。例如，有位来访者长期对母亲给予弟弟更多关爱心存怨恨，甚至以自己在摔伤住院时无人看护为由，来解释成年后交友困难与童年心理创伤的关联。在咨询师的耐心引导下，记忆逐渐被清晰回溯：那次让他耿耿于怀的摔倒，实际上只是轻微擦伤，母亲也已为他处理了伤口。但摔倒的瞬间，他目睹了母亲正在安抚哭闹的弟弟，这触发了内心深藏的竞争性嫉妒，进而错误地将此与另一次从楼梯跌下并住院的严重经历混淆。嫉妒之情的浮现，带来了自我道德上的苛责。随着历史真相的还原，来访者终于得以释怀，母子关系上的心理束缚也随之解除，为他日后的交友重新注入了活力。

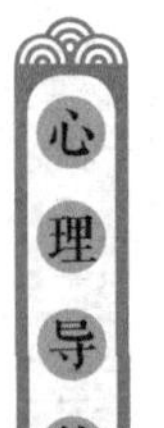

知识之窗

意识、潜意识与前意识

奥地利精神病学家西格蒙德·弗洛伊德（Sigmund Freud）把心理划分为三个部分：意识是清醒状态下，个体能够注意并可通过语言表达的心理活动；潜意识则占绝大部分，包括不能被客观现实、道德理智所接受、无法被意识感知的本能欲求、原始冲动、创伤性经历等，具有谋求实现而不断重复的特征；介于二者之间的部分是前意识，又称为下意识，是既不在潜意识又无法被意识到的负责审查的心理机制，但经他人提醒或集中注意力可进入意识领域而被感知。潜意识只有“绕过”前意识的审查，才能既被满足又不至于导致意识紊乱。扭曲、变形直至无法觉察其本意也就成为必然。神经症的焦虑、抑郁、强迫之所以不明就里，在于变形的冲突掩饰了内心深处难以启齿的动机。

（二）体验情绪症状

与认知同时涌现，有时甚至淹没理性与逻辑思考的是情绪困扰。其中，焦虑最为常见。它让人在威胁、危险尚未发生之时便体验到担心、紧张和害怕。自人类诞生、个体呱呱坠地之日起，我们便与焦虑感如影随形，不断“未雨绸缪”。我们担心受伤，于是学会防止跌倒，创造急救方法；担忧疾病，故而更加积极地锻炼身体；恐惧死亡，从而构建如何让生活更加有意义的观念，即使面对衰老与病痛，也能保持内心的愉悦与满足……可以说，适度的焦虑是生存不可或缺的一部分。美国心理学家罗洛·梅（Rollo May）曾以幽默的口吻指出：人们往往在缺乏焦虑时，会试图寻找些焦虑感。然而，焦虑症则会导致内心冲突加剧，表现为对无关紧要之事反复忧虑，却对重大现实问题视而不见，进而损害社会功能。

若担忧的现实难题长期悬而未决，或拒绝接受无法挽回的丧失，如亲人离世、心理创伤等，个体可能陷入孤立无援的境地，情绪随之低落。抑郁情绪，作为生命常态的一部分，需要我们去正视和接纳。它让人意识到个人能力的局限，在岁月的流转中感叹“物是人非”，这是成长的标志，也促使我们学会共情，进而相互联结、扶持。这种联结还表明，抑郁情绪不仅源于个人经历，也深受文化渗透与建构的影响。有来访者被凄美的“梁祝情结”所困，似乎世界越黯淡，其内心反而越高贵、超然。但需注意，抑郁情绪虽常表现为悲伤，却不等同于抑郁症。抑郁症作为一种精神疾病，表现为持续的情绪低落、自责、兴趣丧失、快感缺失，伴随唉声叹气、反复诉说无法改变的现实，以及失眠早醒、胃肠功能紊乱、胸闷等躯体症状，且这些症状需持续两周以上。抗抑郁药物能迅速缓解抑郁症患者的症状，但对仅有抑郁情绪的正常人则无显著效果。因此，抑郁症与一般人感叹“人生不如意十之八九”有着本质的区别，它是自杀、自残风险最高的疾病之一。当情绪低落由“晨轻暮重”转变为“晨重暮轻”，随着日出东方却心情依旧沉郁，这往往是病情加重的信号。

实际上，在成长的过程中，几乎每个人都会经历或长或短的神经症挑战，但随着现实环境的改善和自我能力的提升，大多数人能够自愈。

知识之窗

神经症

神经症发病率较高，可达22%。包括焦虑、恐怖、强迫、疑病、抑郁等类型，且没有相应的可被证实的器官病变作为基础。如伴有人格障碍则较难治愈。除此之外，神经症有共同的特征：①能觉察到的心理冲突，不能控制自认为应该控制的心理活动，能主动求医而自知力正常；②精神痛苦而反复发作；③妨碍生活、学习、工作。而神经病是指脑结构病变伴发精神症状与功能障碍的疾病，如中风后遗症等。

各种情绪困扰容易引发愤怒，如对某些事情、某些人产生不满、恼火甚至仇恨。这种情绪下，行为可能失去理智，较为冲动，如大声叫嚷、指责或打压他人，以此来寻求自我优越感的确认。然而，事实上，越健康的人往往越不依赖于他人的尊重，因为他们拥有强大的自我尊重和自我悦纳的能力。相反，习惯隐忍的人可能在情绪逆转时，转而折磨、伤害甚至攻击自己，通过酗酒、吸烟、自伤、自残等行为来释放被压抑的愤怒。

合理宣泄内心的愤怒，应将其视为一种积极的表达，如同鲁迅先生为了唤醒沉睡的国民而选择弃医从文一样。因此，当怒火中烧时，可以选择写杂文、进行运动等健康方式来释放情绪，而不是采取砸东西等破坏性行为。同样，当深陷琐事或遭遇个人挫折而对自己产生恼恨时，可以通过写日记、学画画等创造性活动来升华情感，而不是让愤怒积累到忍无可忍的地步。

案例分析

到底对谁不满

胡大妈在更年期阶段，常感诸事不顺，情绪莫名地烦躁易怒，这种状态也波及了她的老伴和子女，使家庭氛围变得紧张。直到心理咨询师巧妙地利用一面镜子，让胡大妈直面自己因更年期而略显发福的身材和布满皱纹的脸庞，她才恍然大悟，原来那些对外界的愤怒，实则是对自己现状不满的一种外在宣泄。家人也因此更加理解，她那些喋喋不休的抱怨背后，是对青春流逝的无奈与感慨。经过一番痛快的倾诉与情感的释放，包括一场泪水的洗礼，胡大妈的心情逐渐变得明朗起来，仿佛阳光驱散了心头的阴霾。

（三）超越自卑情结

人有多少心结，就有多少困扰，这些困扰往往可归入自卑情结之中。生命诚然脆弱，面对浩瀚宇宙，我们不禁感怀自身的渺小；面对沧海桑田，又让人慨叹时光飞逝，这是人类与生俱来的情感。这种情感常表现为一种比不上他人的卑微感。然而，过分强调自卑的消极面非但不能提升我们的自信和幸福感，反而可能加剧我们的困境。事实上，接纳自卑的人往往比一味自信的人更擅长自我反省。相反，那些不愿接纳自卑的人，往往用自大来伪装自己，这种装模作样反而更凸显了对卑微的深层恐惧。

真正的无所畏惧并非无知与躁动，而是基于对自我和世界的深刻理解后的从容。那些肆意诋毁、攻击他人，恣意妄为甚至伤害生命的行为，往往源自对自卑的极端逃避，最终可能酿成人性的灾难。而接纳自卑的人，则展现出更深的悲悯与包容，他们更易于建立深厚的人际关系，因为人与人之间，除了同病相怜的共鸣，更需要的是基于共情的相互理解和接纳。

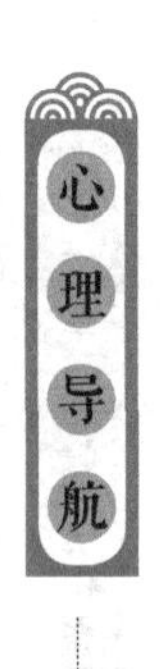

只有当我们从内心深处接纳自己的卑微与弱小，才能卸下伪装，避免做出刻意的自大之举。这样，我们才能以更加平和的心态去善待、保护、敬畏生命，活得更加坦然。自卑与自大，如同硬币的两面，绝对化任何一种情绪都可能导致失衡。因此，接纳自卑，是通向真正健康自信的重要途径。

（四）另解内向孤独

偏执、冲动、反社会、分裂、边缘、自恋型等人格障碍，指的是智力发育正常但行为模式持久性地偏离常态的人群，这些障碍往往在青少年时期通过品行问题显现，至 18 岁可确诊。人格障碍对个人、家庭及社会均构成严峻挑战，尽管患者保持现实感，与精神病有所区别，但他们难以客观反思自身，缺乏自知力及自我改变的动机，常拒绝求助与咨询。多数心理咨询专家对矫治此类障碍的心理与行为治疗持保守态度。

性格倾向虽存在，但鲜见绝对的内向或外向。内向者常被误认为木讷、沉默寡言、表达困难，且孤独不合群，这种标签化的刻板印象易引发冲突，导致流行病学调查中相关问题概率偏高。然而，内向亦有其积极面，如善于思考、内省，偏好独处。人类文明之光辉、创新及个人成就，多源自孤独之境的深潜。人们往往因疲于应付复杂的人际交往，而忽略了孤独中力量的积聚，岂知这正是蜕变之关键。人类自诞生起便不断寻求归属、交往、分享与共鸣，进而创造出“爱”这一最动人的词汇，试图诠释、逃避并与之和解。但孤独，如同饥、渴、性一般，是固有的自然属性，既无法压抑，也难以全然解释，所有解释均根植于文化土壤。

寂寞与孤独虽有关联，却不尽相同。寂寞是孤独最常被误用的诠释词。作为唯一能感受到空虚与无聊的生物，人类在恋爱中极力展现付出与爱意，涉及控制、牺牲与给予，却往往难掩内心的恐惧——害怕被拒绝、被遗弃。任何拒绝都如利刃，直刺寂寞的心脏，那里藏着委屈、怨恨、耻辱、怯懦与空虚。寂寞如同饥饿的婴孩，渴望被满足、被接纳、被呵护、被认同。而孤独，则是恒定而独特的存在，无须克制，亦无可战胜。它非寂寞之附庸，不涉无病呻吟，而是一种深邃而持久的生命体验。唯一可行的办法是不断觉知到孤独的存在，并接受它是生命的一部分，才能感到真正的发自内在的安全、平和、坦然与处变不惊。

心灵感悟

爱是孤独的影子

直到有一天，曾经年轻的我们也独自喝下一杯酒、独自吃完一顿饭、独自站在窗前遥望、独自躺在病床上与死神相遇的时候，那种折磨人的空虚才开始尘埃落定，透过纷繁复杂的幻象让心灵平静。我想到那时，我们终于可以洞察这无边无际的孤独了！也终于能体会那曾经长久伫立的身影正在经历从意气风发的喧嚣到失落，再到圆融接纳的蜕变历程。既然我们的生命源于父母，也只有从那里开始才能在生命中盛放，并同时保持坦然、平和与安静。兢兢业业地在工作中，尽心尽力地在生活琐事里，体验着悲欢离合的情爱纠葛、分分合合的际遇变化和潮起潮落的循环更迭。只有接受了孤独，将其作为一种人生的境界，去享受它，爱着的人也不再需要用爱的暗示与词汇来标定什么是爱。有时候停下来问问自己，经历了百年孤独之后，那场雨是否还在下？看着窗外自顾自静静飘落的花，自得其乐，因为爱是孤独的影子。

（五）谜之性与爱

精神医学将性变态界定为以异常性行为作为主要满足方式的现象，包括易性癖、恋物癖、恋童癖、恋尸癖、异装癖、施虐癖、露阴癖、窥阴癖等。同时，该领域专家越来越清晰地认识到遗传、发育障碍、生活环境等因素的影响，并致力于拓展人性包容的边界，因此已将同性恋从相关诊断手册中移除。既然人类能够爱狗、爱猫甚至爱冷冰冰的钞票，为何不能爱上同性伴侣？他们面临的主要挑战并非性取向本身，而是社会观念的冲突与边缘化。对于内心协调的易性癖者而言，这被视为“自然的偏差”而难以矫正，因此更应聚焦于调整父母、亲友的观念，接纳才是唯一的出路。性欲望驱动性行为，既是本能，也是人类体验身心合一的必然途径，与人类通过性构建身份认同、行使权力控制的历史一样悠久。性认知、性行为与性道德教育不应通过激发罪恶感或羞耻感来消除性欲，也不应放任自流，而应促进幻想、冲动与满足方式之间的健康平衡，这是心身发展的重要目标与成果。

不可否认，心理活动复杂多变，人们往往通过身体界限来寻求掌控感，因此判断性行为是否适当，至少需考虑其对双方的影响。非出于自我意识、违背个人意愿的性行为，若造成身心伤害并带来痛苦，即便有其背后的原因，也偏离了正常轨道。

对爱、欲望与性进行深刻反思的杰出思想家之一，是德国心理学家艾瑞克·弗洛姆（Erich Fromm）。他多次指出，西方社会生活的一大特征是“过度消费”，且这种消费往往与人真实的需求脱节。特别是当“爱”被商品化时，消费者需频繁更换对象以维持新鲜感，爱因此被简化为短暂的性欲满足。这种观念下，占有更多性对象似乎成为能力与成功的象征。有人甚至认为，固定单一的性关系是对人性的压抑和不道德。然而，这种及时行乐、追求当下的态度，并未触及生命的意义和精神层面的超越。在此过程中，人们逐渐失去了对生死、幸福与痛苦、情感与深刻思想的感知。正如罗洛·梅所言，性似乎日益与“无限延展、包容的爱”相脱离，而与焦虑紧密相连。人们即便在缺乏愉悦体验的情况下，也执着于性交技巧的追求、药物的依赖，甚至将性行为简化为一种强迫性的重复，伴随着空洞的剧烈波动，人性在这一过程中被撕裂，而掩藏在破碎遮羞布下的，是空虚与贫瘠的灵魂。

（六）重视心理危机

个体面对刺激，既无法回避又无法用通常的应对方式解决问题时，会出现的心身失衡状态，即心理危机。包括情绪紊乱或认知、躯体和行为等方面的改变，甚至引发精神疾病、过激行为等。其中，自杀最令人痛惜。

人的行为较难预测，尤其自杀行为原因复杂，具有突发性，常令人措手不及。干预时既要兼顾当事人的隐私与自尊，又要及时伸出援手，这绝非易事。然而，自杀行为并非无迹可寻，若能及时发现、因势利导，尽可能将其扼杀于萌芽状态，则更具现实意义。这些征兆包括：①对自己关系亲近的人，直接或间接地通过交谈、日记、绘画、信函等方式表达想死的念头；②喜好谈论应激或压力事件，却未采取实际应对措施；③情绪显著异于往常；④陷入抑郁状态；⑤无故大幅减少与生活中重要人物的接触；⑥学习或工作成绩明显下降；⑦性格突变，仿佛变了一个人；⑧无端地收拾物品、向人道谢、告别，或归还、赠送物品；⑨在日常生活中展现出与平常大相径庭的行为。

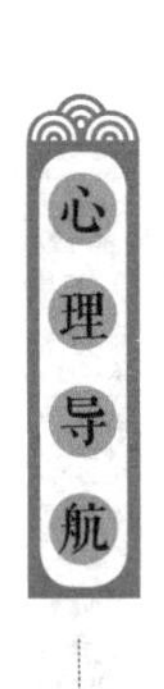

应对自杀危机要注意哪些必须做、哪些可以做、哪些不能做。必须采取一切措施保障生命安全，例如安排人员 24 小时陪护并安全送至精神专科或医院。同时，表达理解、真诚、接纳、尊重，尽可能提供精神支持。对于思维局限、僵持、混乱者，可以向其直接提出替代性的解决方式，包括：①启发其看到自身所处现实环境中可利用的资源；②引导其走出习惯的行为模式，变通应对策略；③降低其焦虑、恐惧或抑郁的程度，调整认知往往效果显著。因为处于心理危机的个体决断能力下降，所以给予的选择性方案应当简洁明了，让他们能即刻明白并当机立断地制订短期且现实的计划。制订走出危机的计划后，促进其承诺，以进一步增强自主控制力，例如“我们已经商讨了你计划要做什么，下一步将看你如何去做。请你给我讲讲你将采取哪些行动”。最后，我们需要明确哪些不能做：不要对求助者责备或说教；不要对求助者的选择、行为提出批评；不要与求助者讨论自杀的是非对错；不要被求助者危机已经过去的话所误导；不要否定求助者的自杀意念；不要让求助者一个人留下，或者因为周围的人或事而转移目标；在急性危机阶段，不要对求助者的行为进行解释；不要让求助者保留与自杀有关的秘密；不要把过去或现在的自杀行为说成光荣、浪漫或神秘的；不要忘记追踪观察。

（七）面对死亡恐惧

孔子曾言：“未知生，焉知死。”一语惊醒多少人，使其在一息尚存时，仍投入生活、学习与工作，寻求人生的意义。但即便如此，孔子也曾在河流边感叹生命短暂，所谓“逝者如斯夫，不舍昼夜”。意为时间像流水一样日夜不停流逝，一去不复返。可见生命的另一面——不知死又焉知生，同样重要。只论生或只谈死，只能让人陷入更深的空虚或绝望。因而，探讨生命及其存在的意义以直面死亡为前提；直面死亡又可以反哺对生命的敬畏与珍爱。

心灵感悟

生死迷局

静谧辽阔的夜空，流星划破岁月的尘烟，如同花开花落飘零变迁的脉络，抑或漫溯畔边星星点点的涟漪，缓缓吞没了视线。拥有生命意味着接受失去，一切不过是流水更迭、流云飞逝，我们只是生命的过客。一叶落而知天下秋，寒鸦渡而冰雪舞，在时光的眷恋里，不仅体验生命的美好，更感悟人生的短暂，也就开始触摸心灵的幽谷，落寞、哀伤、恐惧、自责、悔恨……在所难免，却在不知不觉间悲悯、深刻、厚重……丰富着生命的意义。然而，捕捉岁月长河的每一个瞬间，眺望风雨飘摇中远方的灯塔，并不能让一切永恒，更无法逃离痛苦、困难与挫折，因此，心灵也可能迷失在悲欢离合、阴晴圆缺的流光破碎里。

1968年，美国唐纳·华特士首次提出生命教育的理念并进行了大量的实践。虽然直面死亡不能永生，也无法彻底消除恐惧，但苏格拉底的名言“未经思考过的生活不值得活”，提醒人们从医学、哲学、社会学、伦理学的角度对生命进行反思，感受生命逝去之伤痛，以更新对死亡的观念，创建更丰富而有意义的人生。所谓生如夏花之绚烂，死若秋叶之静美，全然在于死亡不能被挑战，只能走向和解，是最终极的关怀。

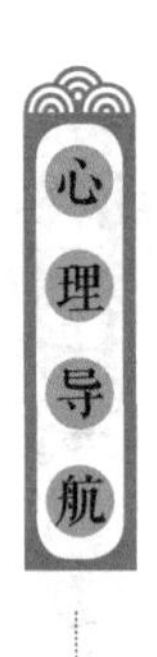

死亡在医学上以脑死亡为标志，心跳、脉搏、呼吸彻底停息，脑功能永久性丧失。而临终是生命的最后一程，通常是诊断生命已不足或仅仅达到6个月的时候。意味着各种原因导致主要器官的生理功能趋于衰竭，生命活动即将走向完结。临终通常顺序经过五个阶段：①否认期：既不能面对现实又迫切想要进一步了解真相，此时不宜立刻揭穿心理矛盾，但也不能总是隐瞒而延误其规划有限的时光；②愤怒期：常常烦躁不安、易激惹，且这种情绪并无针对性，是对生命即将逝去的恼怒、恐惧与抗争，之后情绪逐渐缓解进入妥协期；③妥协期：为了推迟死亡，表现更加合作的态度，寻名医问奇药，然而，无论这三个阶段有多长，医学并不能阻挡死神的脚步，于是进入抑郁期；④抑郁期：哀伤、哭泣无法避免，常常反复交代后事，甚至伴有自伤、自杀意念与行为；⑤接受期：生命的余光最终消逝，分离已不可避免地到来，焦虑、恐惧消失，常常陷入嗜睡或昏迷，需要亲人牵手送别最后一程。在各个阶段，陪伴者既要引导临终者接受科学的治疗，更应尊重并尽可能协助其达成心愿；通过语言，特别是非语言的安抚，如拥抱、牵手、倚靠，来安抚情绪；对生活不能自理者则应全面照顾。有学者提出，在最后的阶段，任何不必要的、毫无意义的有创抢救，撕心裂肺的哭泣，只会让逝者走得不安。只有尽可能维护逝者最后的尊严，才能继续完成逝者的遗愿，在接下来的时光里，感受那些深刻内心的记忆，再次投入并启动生命的远航。

心灵感悟

与死亡和解

独一无二的自我意识让人类同时能预见消亡和期限，也就始终萦绕挥之不去的阴影——对生长、成熟并最终走向凋谢的恐惧。

随时光流转，任何人，都会慢慢变敏感，对光阴，对年龄，对时钟嘀嘀嗒嗒的响声敏感。于是，在情感的幽谷里，早已隐伏的恐惧不知不觉地迫近、攫取、啃噬而又无处可逃。痛苦的尖叫、悲哀的祈求、无奈的挣扎，与其说是对生的渴望，不如说是暗夜里吹奏起的离别笙箫。停留在指针重合的那一刻，细微的记忆将带我们回到降生的瞬间，夕阳的迷雾仍在搂抱着眷恋——这个世界将不再有我，将彼此永不相见。这该是怎样震动心弦的孤寂与渺无边界的寒冷啊！或许正如美国心理学家欧文·亚隆所言，即使有些可靠的、由来已久的防御措施，你却仍旧无法彻底征服死亡焦虑。因为，我们无法对自己的灵魂深处说谎。

面对死亡之痛，一切文字都显得肤浅，也无法在鲜活生动的时光里，用年轻的心去共鸣那夕阳之后悬垂夜空的颤抖。无论你是谁，曾经拥有过什么，都如同沿途捡拾的脉络，渗透着整个世界的清晰和具体，逐渐却必定也只能独自飘向远方的终点。曾经的忌讳、回避仅仅只是暂时的抽离，恐惧的阴影终于还是会在时光的脚步声里，不断化装成各种各样莫名的担忧，弥漫入意识精心织就的网。于是，慢慢开始领悟，消亡是发展的一部分，可摧毁肉体，但反思如何对待死亡的观念，却可能拯救心灵。

唱着歌迎向生命的阳光，驻足遍赏人生的风景，也就唱着歌悠然地走好下山的路。尽可能地活在当下是敬畏死亡所引发的觉醒，因为，过去已经成为过去，未来还没有发生，都像高天里飞逝的流云，不可把握，只有现在才是真实而可以去尽力拥有的时光。生命只有一次，你也只有一次机会去珍惜眼前的人、事、物；投入地去体验并丰富对生命的感知；成为你想成为的人，而不是被疾病、痛苦、担忧填满。虽然这仍然无法征服死亡，但却可能超越死亡对心灵的禁锢，犹如疾行中惕然伫立，即便已是秋风萧瑟，也不忘欣赏麦浪翻滚、瓜果流香。或许，对任何人、任何阶段来讲，都不算晚。

与其战栗着注视这空虚的深渊，不如投入地去活一回吧！因为充满价值感、意义感的人生是填补空虚唯一的出路。因此，意识到必有一死，恰恰能够让人学会如何活得更真实、更具体、更丰富，也就能更包容、更共情地彼此联结，博爱、助人、善意，为有限的生命建构直面苦难、指引归宿的灯塔。哪怕最终还是要一个人去打开死亡之门，但看见沿途同向而行的点点渔火，也就不至于太孤寂、太寒冷。

对我们每个人而言，生命如流星般璀璨而短暂，认真而勇敢地活一回……与死亡和解，也才能最终泊于安宁。

第三节　解铃还须系铃人

世界上没有通吃天下、包治百病的处方。人生是一个不断获取又不断丧失的过程，疾病、死亡也是发展的一部分。绝对的心理健康只是某个时段的状态，每个人都有心理问题，而这可以驱动人认识、完善自我。罹患疾病是不幸的，但疾病也在揭示心身已不堪重负，需要适时调整。

一、所有人均可接受心理咨询吗

心理咨询与心理治疗没有明显的界线，主要的对象都是心理正常者，因而不使用药物（包括安慰剂），患者可在精神科治疗的同时或康复期进行。同时，心理咨询以恢复社会功能、适应环境为目标。由于咨询师能力参差不齐、患者及其家属自我探索能力不足，以及客观条件如消费水平、咨询场所等限制，大部分心理专家对神经症仍持相对谨慎的态度，往往以药物治疗为主，辅助心理咨询。

二、心理咨询是万能的吗

明确心理咨询能做什么的前提是明确其不能做什么。咨询可以调节心理却无法改变具体的现实问题。成绩排名降低，可以通过咨询了解与之相关的压力、心理活动，并建立应对认知、情绪的策略，或者家庭成员共同参与，改善关系，却无法针对学习方法、考试技巧展开讨论。协助你发现问题、面对真相、解决困境，而不是代替你去做选择、去处理你的难题。自我成长意味着你能为你自己负责，离不离婚最终由你决定。在咨询室里用心去陪伴，而不出谋划策。哪怕是羞于启齿的痛苦，也只能鼓励你不逃避，这是走出阴影的前提。水涨才会船高，你永远是咨询关系的主角，咨询更像点亮一盏灯，你只能借着灯光，自己点亮自己的灯，走自己的路。“助人自助”的真意是“帮助你就是让你自己帮助自己”。把孩子丢给咨询师，嘴上认错却从不改变的父母，是期望咨询师成为孩子的父母。然而，咨询师不能也无法越界去当父母，因为孩子有真正的父母。你如果谋求诸如“人际交往剑谱、成功速成技巧”之类的武功秘籍，只有你自己去寻找、尝试和修炼。咨询师的永远成不了你的，只有你的才是你的。咨询过程充满“了解自己、发现自己、成长自己”的体验和努力。

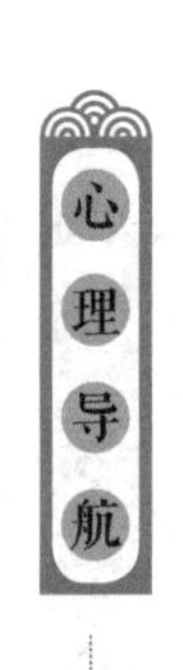

你不主动来，就无法“咨”，那种祈望用“和一个老师、朋友聊一聊”说服他人，或者边吃边谈，到茶楼、办公室等，都会被真正专业的咨询师拒绝。因为心理咨询是一个职业，像牙科医生，绝不能走在大街上因为发现某人牙齿不好，就出于好

心，不管人愿不愿意，当场拔除。收费也就合乎常理，没有付出就没有收获，责任对双方才是一样的。谈钱伤感情，但不谈钱伤害的是彼此，因为咨询师与你构建的是纯粹的心理关系。咨询师更不会用某种理论来说服、教育你，彼此价值观冲突时，接纳你而非苛责你，可以共同探讨形成价值观的内心需求与过程，但绝不会摆事实、讲道理，试图为你量身打造世界观。

起效的快慢具有相对性。领悟力强、求助愿望强烈而期望值较低、受现实因素制约小、心理问题形成时间短、问题单一、自知力正常、人格无明显缺陷的人，往往能快速获益。同时，心理活动分为多个层次，探索得越深，可能所需的时间越长。心的修炼通常与生命相伴相随。最终，目光将变得清晰而超越；人性更加涵容、豁达；从支离破碎中走出，重归整合；观念变得富有弹性，不再那么“非黑即白”的绝对化。

心灵的接触可能带来奇迹，也可能什么都做不了。“您有什么需要我帮助的吗？您可以试着为自己选一把椅子坐下来。”这是咨询最常见的打开方式，你觉得这个过程可以在亲朋好友之间展开并收取费用吗？同时，缺乏心理求助愿望，被迫或被骗前来，且缺乏内省力的人往往难以从中获益。心理医生的专业能力及其与你的匹配度同样至关重要。你需要做好准备，去寻找那位不一定名气最大，却最适合你的咨询师。咨询师应能运用多元的文化观念来理解你，全身心地陪伴你，体验你的感受，尊重并敬畏你的内心世界。通过共同努力，我们将穿透迷雾，向内心的真相敞开自己，以勇敢和真诚的态度，共同在人性的光辉中茁壮成长。

回顾精神医学的发展史，存在着一些充满谬误的案例。虽然20世纪50年代，罗纳·普朗克公司合成了第一个精神治疗的药物——氯丙嗪，但直到1970年，臭名昭著的脑白质切除术及其升级版“冰锥捣毁”才被禁止。迄今为止，人类走向了太空，却对自己知之甚少。敬畏、谨慎与人道主义的关怀是洞察自我、避免精神问题“污名化”的真义所在。

小诗分享

我想要爱你，而不抓住你

感激你，而不评判你；参与你，而不侵犯你
邀请你，而不要求你；离开你，而无歉疚
批评你，而不责备你
并且，帮助你，而没有半点看低你
如果我也能从你那得到相同的
那么，我们的相会就是真诚的
并且，彼此润泽

——维琴尼亚·萨提亚

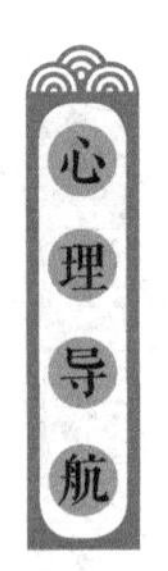

【本章结语】

无论你选择求助还是自我调整，都请你相信，最了解自己的其实是你自己，“当局者迷”是一种暂时的心理保护，做自己的心理师，最终心病还需心药治。

（陈嵘）

第二章

日月山河岂待平——压力及其问题

人生充满坎坷，这是努力而认真地生活之后，每个人必将面对的真相。于是，有人调侃“生活节奏快，工作效率高，边学习还要边哄孩子睡觉，压力很大”。似乎，现代人都势不可当地被卷入了时代的洪流。事实上，如历史长河里的起伏跌宕，压力并非为现代社会所独有。适应各种各样的变化迁移，获得个人与社会的发展，是代代传承的集体记忆，如此久远，以致人们不仅能觉察身心的痛苦，更有能力建构直面痛苦的心理与行为。

第一节　天下谁人无压力

适应与发展是生命的两大主题。然而，绿叶趋向光明必然要扎根泥土的幽暗，适应是发展的基础，而发展也是为了适应。因此，负面或正面的刺激都能形成压力。

一、压力是人生常态

拥有生命意味着接纳生命的有限，压力与生命同源。当你感到遭遇威胁、面对危机时便身处压力的旋涡。自然灾害、战争暴力、虐待侵害、重大疾病等，自不待言，如数年前新型冠状病毒感染席卷全球，扰乱了生产、生活，更危及生命而令人惊惧不安。即使在日常生活里随便询问任何人，你有压力吗？也往往能谈几天几夜。工作、学习中；亲朋好友同事相处时；升学、就业、做决定而左右为难的刹那……压力无处不在。于是，压力总在有意无意间牵动敏感的神经，对调皮的孩子大喊大叫；对苛刻的老板咬牙切齿；对严格的老师心存怨愤；对优秀的同伴羡慕嫉妒，或者面对初心使命，却心有余而力不足。

另一方面，正向的事件同样可能构成压力，这一点初听起来或许难以理解。十月怀胎，一朝分娩，本是成功的象征，但有人却在喜悦之余陷入了抑郁的困境。原因在于，达成目标不仅需要付出努力，还意味着要承担起更为艰巨的责任。母性意识的觉醒固然能够净化心灵、丰富生命的意义感，但同时也可能引发忧虑，使人常常担心自己是否能力不足。再如高考前的孩子，他们既担忧失败的后果，又可能因压力过大而失去持续前进的动力。这两种焦虑相互交织、冲突，极大地消耗着他们的心力。

由此可见，迷人的精神辩证法总在午夜梦回或意气风发之际提醒我们：如何安抚焦躁的心灵？怎样慰藉脆弱的神经？首先，我们需要认识压力（见“知识之窗”）及其反应过程，然后逐步梳理并学习合理的应对策略，让阳光照进窗棂，为生活带来与往日不同的温暖与光明。

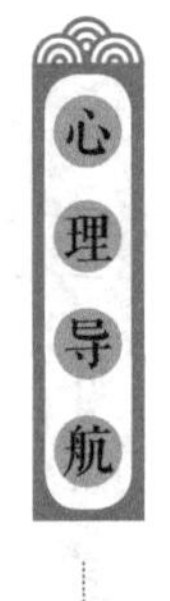

知识之窗

压力概念

压力的概念可以追溯至17世纪的物理学。罗伯特·胡克用这一术语来指代承载量。尽管这看起来与心理毫无关联，却蕴含一个重要的启示，即压力与承受重压有关。直至20世纪50年代，加拿大生理学家汉斯给予鼠电击或限制于狭窄空间等刺激后，观察到动物出现了肠胃紊乱，进而把物理或精神的刺激称为压力源，其所造成的症状即为压力反应之一。因此，人们常说“因为压力而感到身体不舒服”，其实包含了“压力源”与“压力反应”两个部分。更进一步拓展思维，“感到”一词揭示了感知觉、意识觉察、看法、信念等认知是应激源与反应之间最为关键的要素，同时随之而来的负性情绪，也可能改变我们对压力的看法。

二、寻踪可见应激源

学者曾把导致压力的刺激标定为环境事件。第一类是绝大多数人均无力应对的创伤性事件。虽然天灾人祸、意外伤害、暴力虐待等并非每个人都会遭遇，但是一旦发生就不以人的意志为转移，如2008年汶川大地震就以迅雷不及掩耳之势强行闯入了人们的生活。这类创伤性事件是人类共同面对的难题，往往需要长久的、广泛的心理支持与社会干预。

第二类即生活事件，较为常见，如四季更替必定带来寒暑冷热，是再自然不过的情境，却容易干扰或威胁个人习以为常的活动轨迹，进而被迫进行选择、谋求调整，甚至做出改变。这类刺激虽然没有创伤事件强烈，但是却渗透人生的各个阶段与每个角落，影响广泛。如何才能厘清这类刺激对我们的影响？这曾经困扰了很多心理学家。直到20世纪60年代，赫姆斯和薛里才罗列出可能造成压力的事件并询问很多人，再依据被询问者对事件感受的强烈程度、适应所需的时间长短，为每个事件评定了等级。如同查证压力源的“天气预报”系统，往往能在风吹满楼时预警山雨欲来。其原理在于，这些刺激可能长期积累、相互偶联，例如个性偏激、退缩、依赖、脆弱者被解雇或居无定所，常常因缺乏有效应对的能力而罹患神志疾病。

第三类是生理因素的影响。任何人处于睡眠不足或紊乱、疼痛与疾病困扰的情况下都很难再轻松惬意。而伴随城市建设、经济发展转型与生活方式变革，环境噪声对听力、神经系统等造成的不良影响，也逐渐引起广泛关注。当然，还有年龄也是溯源查证的重要参考。尚处发展阶段的懵懂儿童，却要处理与友谊有关的冲突；青涩的少年却忙于应付学习知识的压力；矛盾的青年，虽有鹰击长空的志气，却总免不了搏击风浪时的冲动与稚嫩。经历了成熟走向衰退，停经、耄耋、记忆力与行动力慢慢变得不如从前，急流勇退的同时也要思考、调整，如何翻越最后的山脊。

三、反应过程都相似

你只需静心梳理应对生活事件的过程，便很容易觉察：大多数人都会顺序经历三个生理与心理反应的过程。

案例链接

人生压力“三部曲”

刚刚从医学院毕业的小刘，在圆满完成“汶川大地震”志愿服务后安全返回。作为曾接触过“大体老师”（对解剖学尸体标本的尊称）的男生，他出发前满怀信心、积极乐观，但归来后却饱受惊恐失眠、噩梦连连的困扰，甚至在心理咨询时，情绪低落、烦躁易怒，开始质疑自己“是否适合当医生”，并失去了找工作的动力。

起初，灾区满目疮痍的景象令小刘震惊不已，导致他心慌胸闷、手脚出汗、面红耳赤。全身心投入紧张的救援工作中，虽然疲惫不堪，但无暇顾及太多情绪与想法，因为对于救援而言，时间就是生命。然而，几天后，他开始频繁惊醒，难以入眠；面对重复的安慰与鼓励，心中却疑云密布；既小心翼翼，又难以抑制内心的自责与惭愧。随着以往行之有效的自我调节与放松方法逐渐失效，他不禁感到悲从中来，甚至产生了“活着有何意义”的疑惑。

另外，正处于离婚诉讼期的吴女士，面对婚姻破裂和独自抚养孩子的重重困难，虽然这些挑战漫长且令人精疲力竭，但她的心理历程也经历了从最初的震惊、愤怒，到中期的烦恼、抗拒，最终陷入郁郁寡欢、胃肠功能紊乱的状态。吴女士的这段经历，似乎与小刘在心理层面走了一条相似的心理波动之路。

（一）山雨欲来风满楼

如何才能识别自己是否已处于压力的“预警”阶段呢？正所谓“一叶卷而知天下秋，寒鸦渡而冰雪舞”，压力的第一个阶段就如同山雨欲来风满楼。小刘虽未亲历灾难，但目睹、接触同样可能引发强烈的“响应”。

生命演进的迭代遗传赋予了人类面对危险的早期预警机制——以生理反应为主。人们常以“转瞬即逝”形容时间之短，因为一次眨眼大约需六分之一秒，而神经细胞受刺激产生一次兴奋，却仅需千分之三秒！因此，当我们遭遇应激的瞬间，交感与副交感自主神经系统会立即被激活，导致心跳加速、血压升高；血液流动加快，面红耳赤；分泌的唾液变得黏稠，口干舌燥；竖毛肌收缩，汗腺分泌旺盛，冷汗淋漓；呼吸加快，氧气交换量增加；肌肉僵硬，表情惊愕木然……随后，内分泌系统会释放升高血糖、血压的激素，以调动全身资源，进入紧急“战备”状态，摆出“搏斗”的架势。

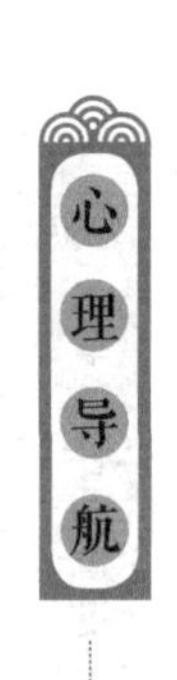

警觉期通常持续数分钟至数小时，面对重大刺激时可能更长。这种积极备战的意义不言而喻，它使我们能够主动应对，而非被动承受。此外，生理反应还能在一定程度上暂时“抑制”心理反应，防止糟糕的情绪和负面想法瞬间击垮我们的心理防线。小刘与吴女士早期的震惊、愕然，正是这样的预警机制在发挥作用，帮助他们在风雨来临前及时做好准备，而非陷入懊恼、无助或沮丧之中。

（二）暴雨梨花惊吹落

人类独一无二的自我意识使我们超越了单纯的警觉期生理反应。随着神经、内分泌与免疫相互关联的网络被激活，大脑开始敏锐地反映客观世界的风云变幻。夜深人静时，风吹雨声虽细，却足以令人思绪万千，猛然惊坐。此时，思维的介入变得尤为关键。它不仅调动既往经验，进行评估、反思、归纳总结，试图构建解决问题、突破困境的策略与方法，而且认知过程也致力于稳固信念系统，防止价值观和意义感发生动摇。可以说，有意识的心理活动驱动行为调整，是压力反应第二个阶段的显著标志，其核心在于使我们更加积极地寻求身体复原与内心平静。

有身体功能衰退的老年朋友曾回忆，他们放弃了修习多年的武术，转而选择行走作为晨练方式，这背后遵循的是“优先”法则。他们尽量放慢日常行走的步伐，虽然晨练时不够潇洒迅捷，但用心体会之下，与之前的缓慢相比，却感到身心轻快，这便是“补偿”策略的成功运用。很快，他们便适应了生理年龄带来的压力。由此可见，具备良好的适应能力、一定的身体基础，并设定合理的目标及相应的应对策略，即使客观上无法重回过去的状态，也能让思想与情绪保持相对平衡。

意气风发的小刘在志愿服务灾区时，平定山河的壮志却遭遇了现实的打击。在努力调适的过程中，他受制于“必定方方面面都优秀且不能失败”的绝对信念，导致在评价方式、策略完善与行为选择上缺乏灵活性，最终不良情绪与认知行为形成了恶性循环。尽管他拼尽全力应对挑战，令人动容，但能否在风雨中继续前行，仍值得我们深思。

（三）冷风吹雨破寒窗

追求卓越与成功的动力全然源自我们开始觉察到自己尚不够卓越、尚不够成功。因此，面对应激源，我们总会或长或短，或轻或重地进入第三个阶段——身心耗竭。对于威胁较小的刺激，或是适应力较强的人而言，如同冷风吹雨暂时入窗棂，历时很短，疲乏感更像是释放预警与对抗期累积的张力，反而有助于催人入眠。此时，合理地休息、调整，或是邀约促膝谈心以构成社会支持，都能使人恢复。然而，小刘间接遭遇了心理危机，吴女士则长期深陷压力泥淖，两者都不同程度地出现了过度损耗，如同资金链断裂，最终濒临崩溃。大多数罹患心理疾病而反复求医问诊者，面临着如冷风吹破寒窗般的困境。同时，他们身体异常疲劳，却又无法安然入眠，甚至免疫力耗损，导致黏膜溃疡、消化不良、躯体疼痛、高血压、糖尿病等问题。

因此，对抗与耗竭如影随形，应对过程中难免会有所损失，只不过有些损失可以及时弥补从而实现康复，而有些则可能危及生命。面对现实是明智之举，因为已经发生的事情无法改变，我们能做的是优化现有的资源并灵活调整，以便负重前行。虽然压力反应的过程相似，但结果却因人而异。

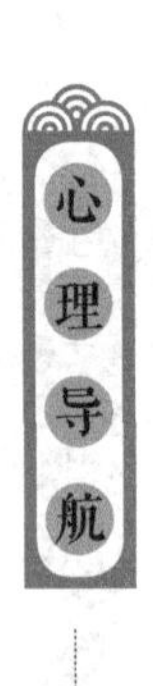

四、结果因人却不同

心累犹不尽，果为外物牵。面对压力（应激）事件、厘清相似的反应过程，并不意味着人们只能被动适应环境，相反，驱使人更积极主动学习，是曾经顺利摆渡人们靠岸的宝贵经验。

（一）共同命运须明确

面对创伤，任何人都难以轻松应对。久拖不决的生活事件，如吴女士所遭遇的婚姻问题与诉讼，岂是咬咬牙便能瞬间烟消云散的？因此，如何缩短对抗时间、减轻耗竭程度，成为一个相对合理的选择。目前，迅速复原的能力已成为评判心理健康的重要标准之一。那些感叹生活不易却依然鲜活着的人，之所以兼具迷人的理性与丰富的情感，部分原因在于他们审视压力事件时拥有广阔的视野，既能看见自己，也常关注他人。生老病死等作为人类共同的压力，无人能避免。面对这些，我们都会经历焦虑、惊惧、悲伤与难过，忍不住时会呐喊，想要痛哭时就畅快淋漓，该震惊时就允许自己愣住，需要休息时就让自己暂时平躺。若将自己的压力视为世间独有，而认为他人都美满幸运，只会放大糟糕的情绪，这是导致心理障碍的重要机制。另一方面，既然这些是共同的难题，积极寻求亲朋好友、同事同学的帮助，甚至进行专业咨询，构建命运共同体，即便冷风吹破了寒窗，我们也能在良好的社会支持中彼此温暖。

（二）生理基础要接纳

不可否认，生理基础是客观事实，结构性的变化并非喝上几口“心灵鸡汤”就能起死回生。这种影响被称为“生理始基”效应。但接纳并不等同于放弃，选择、优化、补偿是面对缺陷时较有意义的应对策略。

（三）认知调整最关键

人类有别于动物的智慧在于拥有相对完整的认知评价系统及其与之紧密关联的应对方式。美国心理学家理查德·拉扎勒斯（Richard S. Lazarus）和苏珊·福尔克曼（Susan Folkman）之所以将压力视为个体与环境间失衡而产生紧张感却主观能动的过程，是为了尽可能地打破对压力认识的负性标签。传统的病理心理学并非不好，而是尚待完善。医学家研究病理机制的目标是“用黑色的眼睛看见光明”，而非被暗夜牢牢禁锢。相较于缺陷心理学，积极心理学的意义在于，它不仅关注疾病的治疗，更关心人如何感受幸福。一个经典的心理学实验有力证明了这一点。

该实验将性别、年龄等条件相同的人随机分为三组，让他们在相同的环境中观看一部营造紧张刺激氛围的“血腥”电影——某人的手指被锯断的场景。然而，三组人在观影前分别听到了不同的指导语：第一组被告知“电影中演员并未受伤，只是拍摄技术的效果”；第二组则听到“影片用于教导人们如何避免突发事件”；第三组则被告知“电影真实记录了人遭受的创伤，很痛苦而且被感染了”。尽管三组人的应激源相同、生理基础相近，且观影后的测评也显示他们都感到紧张并经历了相似的压力反应过程，但令人诧异的是，第三组的紧张感比另外两组更为强烈，并表现出更显著的生理激活反应。参照压力的 CPT 理论（见“知识之窗”），我们可以理解：第一组在评价视频事件时，由于知道画面并非真实，因此未被卷入情境之中，无需进一步调动身心资源加以应对；第二组则或多或少将视频当作警示自己的故事，在初次评价时便想象“如果是我那该怎么办”，从而感知到危险；而第三组则更进一步认为素材客观真实，“可能就发生于此时此刻，或者自己生活的某个地方”，他们身临其境地使用次级评价来建构应对画面，因此压力感自然倍增。这个实验向我们揭示：对一种情况的评价如何影响我们的压力感，决定观影感受的是对电影的评价，而非电影本身。可谓“不识庐山真面目，只缘身在此山中”。

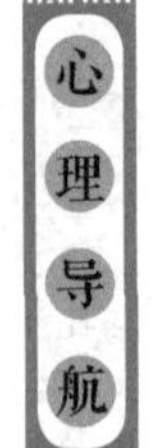

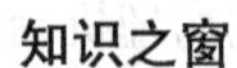

压力的 CPT 理论

CPT 理论（cognitive–phenomenological–transactional）最显著的创新在于阐明了认知发挥着关键作用。环境只有被个体评价为对自己构成伤害、威胁或挑战时，才构成压力。这意味着压力是否发生、怎样发生，都依赖于个体如何评价自己与环境之间的关系。初级评价是指个体对情境的性质做出判断，可能是挑战、威胁、损害或利益，即个人的认知评价决定了一个事件是否具有应激性。次级评价则是指个体对自身应对资源、应对能力进行的评价。如果认为自己完全有能力解决困境，那么压力强度就会很低或不存在。这意味着：认知介导了压力，只要改变看法、调整角度、更新方式就能调控结果。

第二节 神志病非唯一果

【案例导读】

一年半之前，李馨（化名）被迫举家迁往省城。买房、装修、照顾幼儿让她精疲力竭；睡眠颠倒导致她精神恍惚、注意力不集中；工作效率降低，屡次被领导问责。夜深人静时，她既想辞职专心照顾家庭，又担心丈夫工作与收入都不稳定，左右为难。后来，她因工作差错被降职减薪，丈夫又冲动投资血本无归。屋漏偏逢连夜雨，在这个陌生的城市里，她缺少可以倾诉的朋友，更不想麻烦远方年迈的父母。她只能不断鼓励自己，要求自己隐忍、坚持，相信风雨过后才能见彩虹。然而，叠加积累的压力让她几乎喘不过气，好不容易挤上公交却突然感觉心慌胸闷、恶心眩晕，平生第一次经历濒死感，忍不住惊慌失措。赶到急诊科却没能查出对症的疾病。她本以为是因为拥挤的公交导致的偶然意外，改骑自行车就能恢复正常。但之后的事情更令她感到惊悚，症状反复发作，不论时间、不论地点。有时在宽敞的单位大厅里就会发作类似的躯体症状，持续数十分钟或到了医院就自行缓解。曾经，她怀抱幼儿时最爱看旭日东升，而如今的霞光曼妙却变得毫无生机，她害怕不经意间就会失手或从阳台跌落。尽管她因食欲减退、身体抵抗力降低而罹患胃溃疡，但问遍名医、查遍网络，也没有找到证据支持胃溃疡会引发这些自发自止的奇怪症状。

一、久病成医待商榷

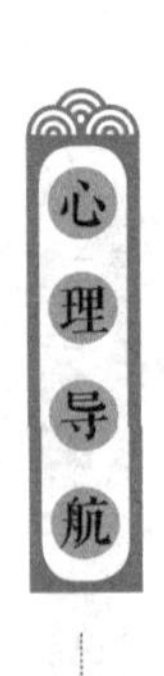

久病未必成医。李馨在面对叠加的生活事件以及自己无法解释的奇怪症状时，未能及时调整心态、积极求助，而是选择了隐忍和压抑，这最终导致精神和心身疾病。

（一）屋漏偏逢连夜雨

对抗期最显著的特征是心身反馈。如果在压力情境下出现心理冲突，如李馨般左右为难，不能通过认知与行为调适及时止损，那么就会笼罩在挥之不去的焦虑之中，进而强化“搏斗”的生理反应，真可谓屋漏偏逢连夜雨。在第一次发作之后，李馨将公交车视为导致症状的原因，因为有特定明确的危险情景，所以她尽量回避，这种状态称为恐惧。然而，当后来避无可避，且找不到特定发作的情景时，她便陷入了焦虑之中。经过几个回合的“搏斗”却终以失败告终，李馨不免开始质疑、否定自己的能力，从而引发了抑郁情绪。

（二）久旱枯木难逢春

生理反应为我们提供搏斗或逃跑所需的能量。如果达成目标或消除应激源，身体便会恢复常态。然而，身处长期的慢性压力过程中，身体会持续耗能并伴随情绪困扰，如同久旱的枯木，难免导致身心俱疲。此时，不仅会出现头痛、胃痛、便秘、腹泻、食欲不振、体重减轻、睡眠障碍、困乏无力、萎靡不振等症状，而且自主神经与内分泌系统的失调还可能进一步导致免疫功能紊乱。因此，神志病所包含的身心障碍，既表现为精神症状，也会在心理因素的作用下出现躯体病变。以李馨为例，她罹患的胃溃疡便是由心理压力导致的，惊恐障碍（见“医生有话说”）与溃疡是结果，而躯体病变反过来又会进一步构成新的刺激，加重压力负荷。研究发现，人在经历严重而有害的刺激作用时，可能出现肾上腺增大、颜色变深，胸腺、脾及淋巴结缩小，以及胃肠道出血等症状，这被称为一般适应综合征。

医生有话说

惊恐障碍

与客观刺激不相称地突然感到惊慌、恐惧、焦躁不安，伴有濒死感、窒息感、压榨感、失控感、大祸临头感，同时可出现心悸、呼吸困难、胸闷、心前区压榨感、头晕、出汗等症状。每次发作持续时间通常为5～20分钟，很少超过1小时，症状可自行缓解或在卧床数日后恢复。发作时患者始终意识清醒、高度警觉，这与“癫痫”有明显的区别。患者可能会主动寻求急诊就医，甚至不敢出门或要求他人陪伴，回避一些可能触发症状的场所。

由于这种强烈的生理反应与客观刺激不相称，即没有明确的原因，且发作的时间、地点均无法预测，因此患者在发作后往往会担心再次发作而表现出焦虑情绪。这种情况被纳入焦虑症的诊断范畴，又称为急性焦虑症或惊恐发作。据统计，急性焦虑症约占焦虑症患者总数的41.3%，女性发病率是男性的1倍，且发病年龄主要集中在20～40岁。

慢性压力所导致的躯体疾病，除了肠胃病证外，几乎涵盖了所有器官和系统的问题，例如心肺承受额外负担而引发呼吸短促、心慌、胸闷，以及血胆固醇升高，为冠心病埋下伏笔；性腺功能紊乱可造成不孕不育，以及心因性性功能障碍；免疫功能紊乱则使人更易被细菌、病毒、真菌等侵袭。

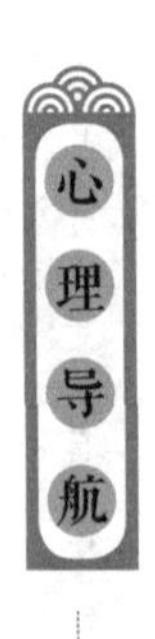

二、辩证适应塑健康

过分强调压力绝对有害的想法，本身也可能成为一种刺激，加剧恐慌和焦虑，从而引发危机。很多时候，认为压力绝对有害的这种认知，其负面影响甚至超过了压力本身。然而，这并不意味着可以反过来推断，压力能够锻造坚韧并有利于健康。

（一）意义生成常回顾

一个有趣的心理测试要求参与者按照程度由轻到重，写下目前迫切希望解决并完全摆脱的五个困境。随后，每个人被指导深呼吸，安静地全身心体验这些压力，并仔细聆听指导语以做出选择。指导语采用绝对化的表述方式："随着时间流逝或因缘际会，你终将有一天能完全将某个令你痛苦不已的压力从生命中抹去，不留一丝痕迹。请你记住并想象，与这个压力相关的人、事、物，从此不再出现，与你没有任何关联。现在，请你做出选择，把代表这个压力的文字慢慢涂黑，直到看不见一丝痕迹，因为与之相关的一切正从你的生命中消失。”这个过程需要重复进行，直到只剩下最后一个困境。

测试结果常常让参与者感到惊讶。在听到一切随压力烟消云散时，他们内心的感受变得十分复杂，包括感伤、不舍、矛盾、懊恼。那些原本被评价为最严重的压力情境，竟然不是首先被消除的，甚至被恋恋不舍地留到了最后。这个实验向我们揭示了一个心理真相：生命的意义感与自我实现从来都与必要的挫折和痛苦相伴相随。过于轻松地获得的东西，往往让人感觉并不重要。我们之所以倍感压力，是因为所面临的困境中包含了我们一直在意的事、总是挂怀的人以及割舍不断的情感。

经常回顾压力中蕴藏的意义，我们就不会简单地选择压抑，而是能拥有更丰富的话题。在与人建立联结的支持性谈话中，我们能感受到内心的力量。这样一方面能转移负面思考的注意力，另一方面也能建构起认知与情绪在内心世界对接的资源。即使现实无法改变，我们也能因此多出几分为何而坚持的动力。人与人之间的差异，本质上是因为内心的不同。

（二）改变看法角度新

有了丰富的意义感，改变看法才会具有深刻的内涵。一项研究揭示，与生活中经常经历急性压力的人相比，那些生活稳定、几乎没有压力的人虽然自我感受更好，但在认知测试中却普遍得分较低，这似乎表明他们的脑功能有所衰退，且较少体验到积极的情绪。神经机制的研究进一步揭开了这一谜团：为何只有经历过付出的痛苦，才能收获真正的喜悦？原因在于大脑中存在一个自我奖赏回路，这个回路需要通过不断付出努力来刺激多巴胺（一种重要的神经递质）的分泌；否则，该回路将长期处于休眠状态。正是激活与休眠之间的起伏波动和对比，让我们能够感受到波谷的平和与波峰的愉悦。

这些科研成果极大地拓宽了我们的视野，为改变看法提供了丰富的认知内容，供我们借鉴。可以说，认知是心灵的遥控器，选择权就在每个人的心里。

（三）足下千里始于行

内心若要日趋丰富而灵活，便需铭记“千里之行，始于足下”。这里的“足下”，一方面指的是要身体力行，付诸实践；另一方面则寓意着要进行自我探索与自我调整。来自语言文字的启迪或他人的援助，终究只是外部因素，真正关键的，还是内因的驱动。

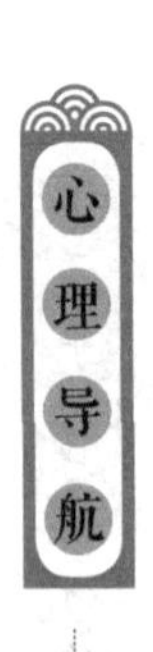

第三节　压力管理心之力

有人曾言：天下诸多烦心事；有的可解，有的不可解；可解的，尝试破解它；不可解的，不用理会它。那么，我们要如何有效管理压力呢？

【案例后续】

经过药物治疗，李馨的胃溃疡得以愈合，睡眠质量也得到了显著改善。随着生理反应强度的逐渐缓解，她惊恐发作的次数也大大减少。与此同时，她还接受了几次心理咨询，以更全面地应对自己的压力问题。在心理咨询的指导下，李馨采取了以下步骤来有效管理压力：第一步，她评估了压力事件的程度，对自己所面临的困境有了更清晰的认识。第二步，她评价了自己适应压力的方式及其匹配度，明确了自己在应对压力时的优势和不足。第三步，她选择、优化并补偿了自己的应对方式。她积极与父母、同事和丈夫沟通，建构了社会支持系统，以便在需要时能够获得他们的支持和帮助。同时，她还自制了工作清单，以更好地应对职业压力，确保工作的高效完成。第四步，她坚持书写认知日记，通过记录自己的思考和感受，不断审视和调整自己的认知方式，从而逐渐改变了不合理信念，体验到了更多的合理情绪。随着这些措施的实施，李馨的生活和工作逐渐步入了正轨，她的身心也逐渐康复。这一过程充分展示了有效管理压力的重要性，以及通过综合措施来实现这一目标的可能性。

一、评估压力程度

第一步，可以依据社会再适应评定表（表 1），感受并评价目前的压力程度。

表 1　社会再适应量表

下面罗列了一些人们日常生活中经常会遇到的事件，请仔细阅读每一项。如果这些事情在您过去的生活中发生过，请在“是”这一栏打钩，并根据您当时的感受为这些压力评定等级：0 代表毫无压力，10 代表压力达到了最大值。

题号	生活事件	是	压力评定									
1	财务困境		1	2	3	4	5	6	7	8	9	10
2	怀孕		1	2	3	4	5	6	7	8	9	10
3	离婚		1	2	3	4	5	6	7	8	9	10
4	分居		1	2	3	4	5	6	7	8	9	10
5	婚姻 / 伴侣问题		1	2	3	4	5	6	7	8	9	10
6	结婚		1	2	3	4	5	6	7	8	9	10

续表

题号	生活事件	是	压力评定									
7	退休		1	2	3	4	5	6	7	8	9	10
8	失业		1	2	3	4	5	6	7	8	9	10
9	被解雇		1	2	3	4	5	6	7	8	9	10
10	被裁员		1	2	3	4	5	6	7	8	9	10
11	性问题		1	2	3	4	5	6	7	8	9	10
12	遭受重疾或受重伤		1	2	3	4	5	6	7	8	9	10
13	照顾健康出问题的亲人		1	2	3	4	5	6	7	8	9	10
14	家人生病		1	2	3	4	5	6	7	8	9	10
15	入狱或保释		1	2	3	4	5	6	7	8	9	10
16	分手		1	2	3	4	5	6	7	8	9	10
17	青春期		1	2	3	4	5	6	7	8	9	10
18	订婚		1	2	3	4	5	6	7	8	9	10
19	解除婚约		1	2	3	4	5	6	7	8	9	10
20	与伴侣复合		1	2	3	4	5	6	7	8	9	10
21	一周工作 37.5 个小时以上		1	2	3	4	5	6	7	8	9	10
22	搬家		1	2	3	4	5	6	7	8	9	10
23	财务状况大改变		1	2	3	4	5	6	7	8	9	10
24	朋友关系失和		1	2	3	4	5	6	7	8	9	10
25	亲人离世		1	2	3	4	5	6	7	8	9	10
26	与亲人关系失和		1	2	3	4	5	6	7	8	9	10
27	工作相关的问题		1	2	3	4	5	6	7	8	9	10
28	生孩子		1	2	3	4	5	6	7	8	9	10
29	一项重大个人成就		1	2	3	4	5	6	7	8	9	10

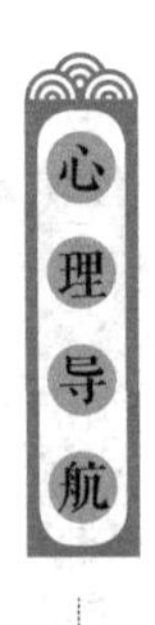

续表

题号	生活事件	是	压力评定									
30	孩子上幼儿园、去读书、离开家		1	2	3	4	5	6	7	8	9	10
31	贷款增加		1	2	3	4	5	6	7	8	9	10
32	换工作		1	2	3	4	5	6	7	8	9	10
33	与重要人士相处不好		1	2	3	4	5	6	7	8	9	10
34	工作职责改变		1	2	3	4	5	6	7	8	9	10
35	负债		1	2	3	4	5	6	7	8	9	10
36	法律问题		1	2	3	4	5	6	7	8	9	10
37	度假		1	2	3	4	5	6	7	8	9	10
38	重大节日		1	2	3	4	5	6	7	8	9	10
39	其他生活事件（列举上述未包括的其他重大事件）		1	2	3	4	5	6	7	8	9	10
			1	2	3	4	5	6	7	8	9	10
			1	2	3	4	5	6	7	8	9	10
			1	2	3	4	5	6	7	8	9	10
			1	2	3	4	5	6	7	8	9	10
求和			总分：									

使用自评表，能让人清晰地洞察不同生活事件带来的压力程度。一方面，它能明确个人的总体状况；另一方面，程度较重的单项事件接下来可能会被纳入优先解决的范畴。因为将精力集中在最重要的事情上，可以简化解决问题的流程。

二、评价应对方式

对于应对方式较为模糊的人，可能需要继续完成第二步，依据表 2 的问题做自我询问。因为不同的应对方式适用于不同的压力类型。李馨在自我分析中领悟到：面对工作差错与失误，曾经采取认知回避试图转换目标，辞职创业，并不现实；面对照顾孩子与工作冲突，逻辑分析也无效，因为行为探索才是最快解决问题的途径。由此可见，评估自己的应对方式能迅速了解所做的事情中是否存在无效成分，如果有，能否另想办法解决问题；每次遇到压力，是否都倾向于使用同一种策略；进而询问自己是否需要尝试不同的解决方案。最终，为策略的形成奠定基础。

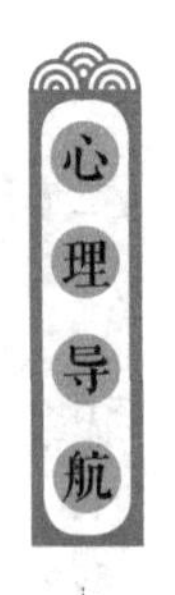

表 2　应对方式及其亚型

基本类型	亚型（询问方式举例）
认知探索型	逻辑分析型（考虑过不同处理问题的方法吗？）
	择代型（遇到和别人同样的问题，怎样过得更好？）
行为探索型	寻求指导和支持型（与朋友谈论过这个问题吗？）
	采取行动型（制订计划并执行吗？）
认知回避型	忘记事件型（试图忘却整个事情吗？）
	转换目标型（想过另一个目标会有转机和希望吗？）
行为回避型	寻求新欢型（参加过其他新的活动吗？）
	情绪释放型（试过不停地喊叫直到筋疲力尽吗？）

三、调整应对策略

作为闻名世界的积极心理学家，德国的保尔·巴尔特斯（Paul B. Baltes）提出：每个人在面对生命发展任务时，第一步需选择其中一个或几个目标；第二步，不断加强目前还具备的能力与技能，即进行优化；第三步，面对丧失，进行补偿，即主动采用替代策略使优化的功能尽可能发挥，以弥补丧失功能的不足。为了阐述这一理论，他曾多次提及19世纪最具代表性的波兰裔钢琴家阿图尔·鲁宾斯坦（Arthur Rubinstein），年届80岁却仍能完整、娴熟而又无比优雅地举办钢琴演奏会，令无数人为之惊叹。鲁宾斯坦告诉他们，其实并没有多少奥妙可言，因为不再年轻，所以他总是选择反复练习；面对反应力衰退，他总是仅仅练习最简单的曲谱，即进行优化；虽然手指越来越不灵活，但在弹奏较快的节段前，他会故意放慢节奏，于是弹奏较快的曲段时，虽然没有年轻时那么快，但与放慢的节奏相比，就显得快了起来，这就是补偿。

对于大部分人而言，选择可能较为困难。台湾作家吴淡如在《时间管理幸福学》一书中写道："人生要懂得取舍，梦想要逐步完成，'五子登科'慢慢来，才不会在达成人生目标的同时把自己逼疯了。"事情一多，人就容易乱，眉毛胡子一把抓，结果很多事情都干不好。因为事情干不好，人又容易有挫败感，更加焦躁不安，于是陷入恶性循环。

在优化时，则容易被不合理认知蒙蔽（见"知识之窗"）。当然，这常常受到主流文化观念的影响。李馨一厢情愿地认为父母年迈，所以必定拒绝帮助自己。其实，老年人面对衰退，更需要通过照顾别人来感觉自己是有用的。你不问，又怎么知道他们真实的想法呢？一直以来，我们都认为老年人迫切需要被全面照顾，并常常因此而指责他人或自责、内疚。1976年，埃伦·兰格（Ellen Langer）和学生朱迪斯·罗丁（Judith Rodin）曾设计实验：把养老院65～90岁的老人随机分为实验组和对照组；实验组可以自己决定房间的布置、选择植物性礼物并照顾植物、选择观看的电影；对照组则由护士安排房间的布置、送植物性礼物并照顾植物、安排观看的电影。两组老人的活动一致，不同之处在于实验组可以自己决定、控制，而对照组被全面照顾。结果与主流文化的预测截然相反：实验组老人愉悦、满足等正性情绪更多，与人交流也更多；而对照组正性情绪低下，与护理人员黏着较多。事实上，照顾不等于简单的照料，任何时候人都有自尊与自控感的诉求。关心、关怀、尊重、理解，需要我们不断更新对既定文化的解释。偏狭的认知往往把暂时性的问题解释为永久性的难题。过去发生什么事情不重要，重要的是现在对过去的解释。

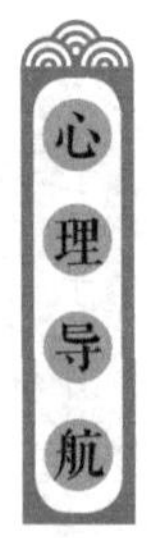

知识之窗

常见思维误区

非黑即白：将事情的诠释限定为非黑即白，不留中间或灰色地带，做一件事，要么完美，要么糟糕透顶。

过度引申：认为单个或小事件就能证明一个大问题的存在，小题大做，夸大某件事，想象最坏的结果。

测人心思：认为自己能明白别人的想法，并且总是不好的想法。

预测未来：认为自己能预知未来，而且总是不光明的未来。

情感推理：认为如果自己感觉一件事不妙，那所有事都一定不妙。

个人化：即使依据不充分，也依旧认为坏事与自己有关。

乱贴标签：给自己和他人贴上负面标签，让自己难过。

绝对化：凡事都按照“应该、必须、应当”进行推演，设立不合理的高标准，若不达标，则心怀愧疚。

四、记录认知日记

为了能够在生活的方方面面巩固优化补偿的效果，需要完成第四步：坚持写认知日记，不断改变自己的不合理思维，因为“外在威胁→灾难性想象→情绪反应”会成为自动化负性思维不断涌现的逻辑路径（表3）。

表3　认知日记

日期与时间	情景与事件	情绪	自发性的确切想法	看待事物的另一种方式

【本章结语】

人生有高峰有低谷，生活也是有压力有轻松，阅读与回忆犹如昨夜小楼听心语。压力让人在客观环境的不断变化与变迁中，学会如何适应这种变化和变迁。斗转于外，星移于内，斗转总伴星移，心理才能在动态稳定中更新、丰富而充满活力。亲爱的朋友，日月山河就在那里！而你那颗追求自我完善的心又在哪里呢？

（陈嵘　张涛）

第三章

乱花渐欲迷人眼——认知及其问题

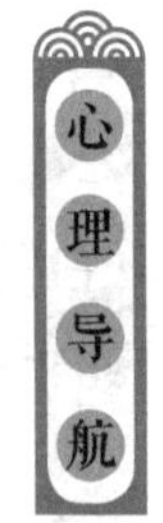

感知觉、记忆、思维、注意、意志经纬交错，将各种内部与外部信息反馈组织起来。尽管很多想法与情愫飘忽不定、难以捉摸。精心构建的认知网络既束缚着自己，但也让意义感、价值感变得相对可以把握。它是人类面对自然时的伟大发明，每时每刻、每个当下，无论快速还是迟疑，都在使用这一系统处理各种问题，以适应生存与发展。

第一节　试问何人不识君

认知主要体现为评价过去、解释现在、预期未来。勒内·笛卡尔（René Descartes）的名言“我思故我在”令世人着迷。无论境遇如何，恬淡如云、长啸佯狂、逆流而上，抑或沉重忧伤、裹足不前。近 100 年来的认知心理学都在不断探索这个驱动情绪与行为的引擎，促使人们不断反思、重建理性思维的规则与模式，增添勇气、觉知幸福。心理学家阿伦·贝克（Aaron T. Beck）曾描述：人们很少意识到自己的呼吸，但我们每时每刻都在呼吸，认知也是如此。

一、认知发展有规律

我们自出生起就开始构建认知系统。婴儿的认知“装备”十分有限，他们几乎通过各种行为，如吮吸、抓握等，来表达各种感觉。通过这些行为，婴儿与环境产生互动，相互作用促进身心发展与变化，日益丰富。在此过程中，婴儿通过练习、实践、观察以及偶然的发现，积极地参与关系互动，直至儿童、青少年时期逐渐形成复杂的认知体系。在认知过程中，抽象思维使人们能够脱离具体、形象的事物，仍然能够认识其本质。例如，成年人看到“婴儿”一词，无需实物，也不论是男婴还是女婴，即可理解其特点，并将其与儿童区分开。然而，那些生命早期体验式的模糊感觉，是婴幼儿形象性思维的基础，为认知高楼实现“质”的飞跃奠定了基础。（见“婴儿观察”）

婴儿观察

与母亲的感觉交互

呱呱坠地之际，新生儿的各种感觉纷至沓来，如同雪花般碎片状地弥漫开来。在整个0～1岁的婴儿期，个体尚不能整合这些感觉，更无法区分自己与他人、自身感受与外界事物。而生命中重要的养育者正以自己独特的方式，向孩子介绍这个世界。当孩子感到肚子饿了，便开始哭泣，此时妈妈出现了，抚摸并满怀爱意地注视着宝宝，伴随着环抱的动作，婴儿听到最温柔的声音：“噢，宝宝饿了。”与乳头接触的刹那，乳汁驱散了折磨人的饥饿感。尽管新生命无法解释这意味着什么，也无须解释，这种满足感便建立了与世界最安全的联系，成为幼儿建立信任感的基础。母子之间这样的动作、感觉、画面日复一日地重复，饿的躯体感觉、心理体验与母亲的回应相互关联，建构出整体的意义——肚子在哪里、饿是什么、饱又是什么，那些原本广泛存在于知识出现之前、所有动物本能之内的现象，被人类解释为关于被爱与被接纳的理论。从牙牙学语到词、句，认知也从原始的感知向思维飞速发展。当然，早期的感觉也并不总是扮演积极的角色。宝宝哭着，反复映入眼帘的是妈妈一脸的疲倦、厌烦、不满，耳畔不断响起“怎么老是哭，你怎么这么折磨人啊”。但此时的孩子尚不能合理归因，总是把妈妈的反应体验为自己的，感觉自己很糟糕，以致逐渐认为自己是不被喜欢、惹人嫌弃的人。

如何评价、看待自己、他人、事件和物体；如何记忆，以及记住的到底是什么；怎样组织、调动这些信息来做出重要决定……如“知识之窗”所介绍的，这个运作系统在人的一生中，不断通过父母、亲人、老师、朋友等他人，并结合文字、经验，逐步积累、修正、调整，以尽可能揭示并运用事物运行的规律。客观世界是硬性的，看得见、摸得着，而认知是柔性的，可觉察、可改变。面对无法改变的事实，改变认知就能改变痛苦的情绪体验。

知识之窗

认知的发展

瑞士心理学家让·皮亚杰（Jean Piaget）将认知发展划分为四个阶段，为教育者提供了富有洞见的参考，既避免了拔苗助长，也防止了拖延忽视。0～2岁为感知运算阶段，儿童通过触摸、观察等动作积累经验、获取新知识；2～7岁进入前运算阶段，他们能使用符号，如用手指、苹果等具体物品进行简单计数，并且逐渐发展出借助语言、想象和幻想游戏的能力，但此时仍受限于自我中心和不可逆思维，尚不能进行抽象分析；7～11岁为具体运算阶段，相当于小学阶段的儿童，他们能考虑一个情形的多个方面，达到数量守恒，进行可逆性思维以及稳定地分类事物，但逻辑性仍然主要局限于具体的情境中，如借助故事、图像、生活实例来解决问题；从11岁开始进入形式运算阶段，至16岁时，他们具备了系统、抽象、假设性的抽象思维能力。

二、交互影响皆相同

认识自己有何意义呢？众所周知，如果能揭示某种现象的运行规律，就能相对理性地改变某些环节。面对各种问题，认知、情绪、行为构成相互影响的“三角”（图1）。

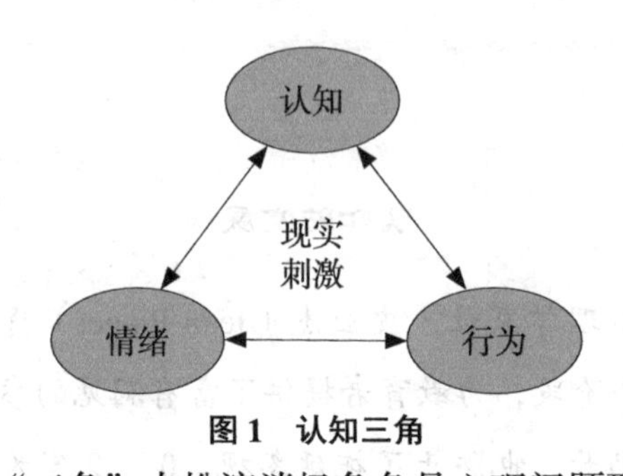

图 1　认知三角

认知在“三角”中扮演消极角色是心理问题形成的重要原因。例如，面对现实刺激——学习压力，高二学生小黑的行为反应是“躺在床上玩游戏”。他表面的想法是：什么也不想做，同时也知道不断玩下去的结果就是什么也做不成。对此，他进一步自我评价——“你看，我是个一事无成的失败者”。因此，认为自己的失败与玩游戏的行为构成了“两个角”，连接二者的是抑郁情绪。丧失学习兴趣、精力减退而无力应对问题，这又反过来加重现实困扰——学习成绩下降进一步验证了消极认知，从而形成恶性循环。这种恶性循环犹如向下发展的螺旋，把人拖入自我毁灭的深渊。不自觉陷入这个螺旋更糟糕之处在于：一旦开始就难以停止。为了打破它，人们努力尝试过很多方法，如鼓励哭泣、宣泄、运动，以及奖励、惩罚、行为管理等，都试图通过改变情绪、行为进而改变认知。然而，短暂起效之后，人往往故态复萌。由此可知，在认知、情绪、行为这三个变量中，认知是关键。

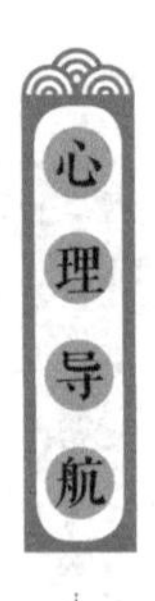

尽管心理现象千变万化，但仔细分析都可以看到这三个变量交互影响。情绪和行为很直观，而认知相对难以觉察。某人如果认为自己入睡难，进而害怕、焦虑失眠，身体随之紧张起来，真的就睡不着了；看到班主任把重要的工作交给原来教过的学生，就认为老师、同学不喜欢她，进而感到气愤，对班主任产生敌意，最终这种敌对态度导致班主任真的不喜欢她……最后人们会说“看吧，事实就是如此”，却没有看到真正导致这些事实的始作俑者是我们的看法。

理性思维是人创造的，那么理性地改变它，也是有可能的。这种想法极大地鼓舞了人们，合理运用往往能创造出对人发展更有利的现实。如果我相信自己是一个优秀的人、成功的人，就能干劲十足，在行动上积极进取，最后真的变得更优秀、更成功。

三、纵使相逢未必识

喝几口“心灵鸡汤”立刻逆风飞翔、遨游寰宇，这只是一厢情愿的幻想。拓展思维、更新解释系统，不可能一蹴而就，因为每个人都有惯性思维。问题解决的过程中，有效的策略与无效的经验共同沉淀下来，组成了我们自己独特的认知风格，习惯成自然。由于认知加工频繁、迅速、高效，按部就班地进行往往不需要花费太多精力，以至于我们根本就注意不到它们。然而，横亘在发展道路上的问题层出不穷，经常需要我们开启“自助旅行”，陈旧的地图可能需要更新、更换，甚至需要我们自己添加新的坐标。青少年时期是个人发展的关键期和危机期，时而雄心勃勃，认为自己已经成年，处理问题得心应手；时而又因遭遇挫败而心灰意冷，陷入绝望。这与他们所面对的学习任务繁重、强度大、更新速度快有关，这不仅要求青少年意志坚韧，而且要求他们思维灵活。19 岁之后进入青春后期，思维越来越蕴含“危机互变、祸福相依”的哲学意味，开始适时改变看法，并尽可能地跳出“思维地图”的惯性逻辑。

超越惯性、更新认知往往需要反思：那些从小到大被灌输的知识、来自他人的经验、被动接受的观念……能否作为我们生活的唯一准则？在发展与适应过程中所表现出来的问题，根源也许就出现在未经整合而有些混乱或者不够全面的认知地图中。许多求助心理咨询的来访者因为认知局限而常常处理不好与自己、他人甚至这个世界的关系，从而生活在痛苦之中。当我们以错误的眼光认识自己，以偏见的态度看待别人，以混乱的方式观察世界时，就很容易得出错误的结果，做出错误的决定。

在这条自我探索的崎岖道路上，有很多心理学家的洞见值得我们回顾。例如，亚伯拉罕·马斯洛（Abraham Harold Maslow）认为“神经症并不是情绪上的疾病，而是认知上的错误”；朱利安·罗特（Julian Bernard Rotter）提出“重新思考自己不正确的预期和价值观”。20 世纪 60 年代的认知心理学发展像一场“没有硝烟的革命”，人们从研究老鼠走迷宫开始转向研究人的思维，越来越深刻地认识到：改变不良行为首先要改变错误的信息加工过程。

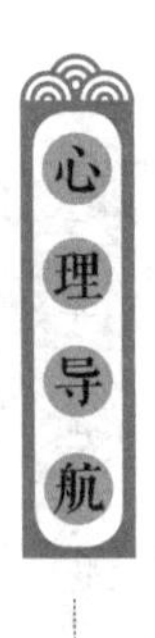

四、横看成岭侧成峰

哲学家爱比克泰德（Epictetus）的名言“困惑人们的不是事物，而是看待事物的方式”。失恋后认为伤心难过是自然的，进而完善自己、善待分离；而一旦坚信自己一无是处，便会背上沉重的包袱，累积负面情绪。因此，认知几乎是人与人之间唯一的本质区别。

大千世界，境遇相似但人对其看法却“横看成岭侧成峰”，正如小马过河的故事所隐喻的那样。小马要过河，牛伯伯说河水不深，只到它的小腿；松鼠说河水太深，自己的朋友不小心被淹死了。面对同样的河流，小马接收到的知识、经验以及反馈是不同的。你只有学会使用认知工具来解读、解决问题，才能改变情绪与行为。

第二节 神志病之不合理

【案例导读】

从小到大凡事力求十全十美的小黑，在一次阶段性考试中失利，排名从全班第一下滑至第四。这个此前偶尔考第二名都会紧张失眠的学生，虽然努力保持克制，但内心仍不免惊慌失措。快马更要加鞭，小黑熬夜、做更多的习题成为常态。之后几次小考，他的排名忽上忽下，甚至有几次跌出了前十。这可怎么得了？他不断增加学习任务、延长学习时间，然而效率却越来越低，上课时由于过度疲劳常常打哈欠、瞌睡。一个多学期之后，学习成绩一落千丈，每次考试前他都心慌、紧张，考试时预感结果糟糕，不断观察同学是否完成，连拿笔的手都忍不住颤抖。老师多次家访，猜测各种原因，如谈恋爱、交友不慎。小黑反复就医却毫无结果。小黑也开始怀疑自己脑子出了问题，觉得时间过得飞快而数学运算却慢如蜗牛，似乎能看见数学公式从书本上飘浮起来、缓缓蠕动。学校老师和妈妈被吓坏了，左右权衡之后，不得不让他暂时休学。既担心重返校园又试图迅速放松的小黑，在无聊之余学会了上网玩游戏。只要进入游戏世界，小黑的思维立刻变得敏捷、反应迅速，通关势如破竹。虚拟世界的成功与现实世界的挫败形成强烈对比，让他欲罢不能。如果学习也能像游戏那样该多好啊！在幻想与现实间徘徊的小黑也知道，再这样下去将一无所获，但就是忍不住地想象自己是游戏中攻城略地的英雄，手起刀落还不用负法律责任。走在路上时，他觉得自己可以随便飞跃车流，虽然自认不能再这样想，却克制不了、无法摆脱这种念头。在求助前，他已十分痛苦，甚至莫名其妙地思考“人为什么要用手而不是脚写作业”。

一、认知不等于事实

认知是主动思维的能力。在解读客观世界时，人们大多能够围绕“事实”进行部分加工。例如，小黑在解读考试内容时，会联想过去的算法经验，理解当下的难点，预期可能的结果。紧张、焦虑、恐慌在所难免，但客观存在的难题并不会被他加工成世界末日的先兆、毒害大脑的病毒等带有妄想特征的信念。也就是说，我们的思维无论多么富有创新性，也不会完全与客观事实分离；心理与现实是相对统一的。这主要体现在两个方面：其一，徜徉于想象的世界，好像游戏中的人物，甚至幻想自己变得无所不能；其二，对幻想进行二度创作，以补偿现实中的缺憾。如果现实问题仍然没有得到解决，或者个性追求完美导致达不到自我要求，则可能开始三度创作。例如，就诊时的小黑强迫性地穷思竭虑（见“医生有话说”部分），确信自己一无是处、糟糕至极，进而做出整体性的负面评价，并将这种评价当作事实。

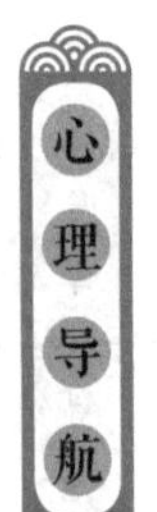

医生有话说

强迫性思维

该类思维又称为强迫观念，是指脑海中反复出现某一观念或概念，并且感觉是被迫的，无法自控，异常痛苦。此时，人完全能够意识到这样想没有必要或者荒谬，但却不能自主地加以干涉或从脑海中驱离，进而导致烦躁焦虑的情绪。因此，强迫观念是一种自我强迫与反强迫并存、循环往返的思维模式。它是神志病心理冲突的典型和尖锐形式，也是造成精神痛苦的根本原因。只要我们对人性做深入反思，就会发现自我强迫和意志自由这两种体验与生俱来，人们都会有轻微和短暂的冲突体验，明知于事无补却仍会担心、着急和烦恼。正常与否的差别仅在于程度的不同。

认知过程塑造出个人独特的认知风格，并成为解决问题的经验，它像模板一样指导着我们对新事物的评价与解释。这种先验的模板被形象地称为“认知地图”，其中既包含了成功的策略、方法，也涵盖了失败的教训。最初，小黑对考试的思考仅仅是别人能答好题而自己不能，这与努力程度不够有关，这只是他的第一个想法。熬夜学习后成绩仍不理想，尽管有事实依据，但由于“认知地图”中苛求完美的倾向，他陷入了认知三角的恶性循环。“文字浮动”现象与极度疲劳相关，这在情理之中。然而，休学之后社会功能受损且无力解决，网络游戏与现实体验交错叠印，导致幻想与现实的界限日益模糊，最终在焦虑症中出现了病理性的强迫思维。最后，通过药物治疗，焦虑症状和睡眠得到了有效改善，同时辅以心理咨询，改变原有的看法，才渐渐走出了思维误区。

二、认知歪曲致病原

认知的“创作”从主客观一致、逐渐曲解到分离，构成一个连续变化的光谱。正常与否完全取决于歪曲的程度以及这种歪曲对生活、工作、学习的影响。这类歪曲的认知又被称为非理性信念（见“知识之窗”）。

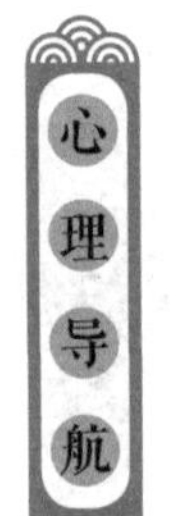

知识之窗

非理性信念

非理性信念常常以人生规条的形式出现，与现实不一致而引发矛盾：个人一定要获得他人，尤其是生活中每个重要人物的喜爱或赞许；个人的价值完全取决于他是否全能，并在每个方面都十全十美；有些人很坏、很可憎，因此他们的恶行都必须受到严厉的谴责和惩罚；如果发生的事情不是自己所期待的或不是自己所喜欢的，那必定可怕至极；外界环境因素是造成痛苦的唯一原因；逃避困难和挑战要比面对它们更容易；人们要随时随地警惕危险和可怕的事物；人必须依赖他人，尤其是比自己强的人，生活质量才能提高；个人曾经的经历决定了目前的行为，而且这种影响是永远难以改变的；一个人应该关心他人的问题，并为他人的问题感到悲伤难过；对于每一个问题，都应有一个唯一正确的答案，找不到这样的答案，将会非常糟糕。

在生命历程中，人们常常把激发糟糕情绪与不当行为的直接原因归咎于客观事件，全然不顾已然发生的事件无法改变这一事实。为校正这一错误观念，美国心理学家阿尔伯特·艾利斯（Albert Ellis）指出，个体对激发事件的认知评价才是直接原因。因为认知是可以被调整的部分，所以只有用理性信念代替非理性信念，才能减少不良情绪和行为反应。

三、合不合理要界定

（一）相对标准可界定

事实上，界定思维是否合理往往需要在事后才能被觉察并反思。而不断地反思能够拓展思维的广度、灵活度，并使其富有更大的弹性。回顾小黑在遭遇一系列挫败且应对无效时的自我反省，他一直延续着僵化的逻辑，犹如电脑自动程序控制。为了使人们能够及时觉察自己的思维是否合理，认知心理学建构出一些相对的标准。合理的信念往往具有以下特点：①基于一些已知的客观事实，反之则包含更多主观臆测的成分；②使人们保护自己，努力使自己愉快地生活，反之则会产生情绪困扰；③使人更快地达到自己的目标，反之则使人难以达到现实目标而苦恼；④使人尽量保持心理边界，反之则常常过度卷入他人的烦恼；⑤使人阻止或很快消除内心冲突，反之则冲突较为持久而引发不适当的反应。当然，任何绝对化的观念都意味着自我禁锢，这五条标准也是相对的，需结合某时某刻的内在诉求和人际情境来看。但长远来看，这些理性的标准相对符合个人发展的需求。

（二）共同特点要把握

1. 绝对化的要求

小黑认为“我必须考第一，必须考到满分才行，必须超过所有人”，这是绝对化的信念。当它与客观事实不符时，个体缺乏心理弹性，容易钻牛角尖。绝对化要求通常与“必须”和“应该”这类词汇紧密相关，如“我必须获得成功”“别人必须对我好”“生活应该一帆风顺”等。

2. 过分概括化

小黑认为自己一次考不好，就认为之后都不可能再考好了，别人都比自己强，都会比自己做得好。这是一种以偏概全的思维方式，包括个体对自己或他人的片面认识和评价。例如，经历失败时就认为自己毫无价值；别人稍有差错就认为他很坏，无任何可取之处。秉持这种思维的人常常一味地责备自己或他人，并产生敌意和愤怒等情绪。

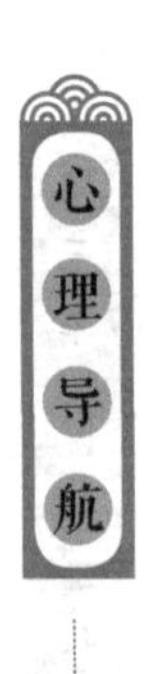

3. 糟糕至极

当一件不如意的事情发生时，认为所有事情都非常糟糕，消极地看待现在、预测未来，而不考虑其他可能性，这样就难以灵活调整目标、做出决策、形成有效的解决方案。一些考生常会想到，如果考不上重点大学，那“我一辈子就完了，没有任何前程”。这种消极的认知会加重自己的紧张和焦虑情绪，甚至导致自暴自弃、悲观消沉。

世间的万事万物是非常丰富多彩、纷繁复杂的。黑与白之间有灰色的存在，好与坏也是人为贴上的标签。塞翁失马，焉知非福？好坏得失之间是不停转化的，会出现无数种可能，如同阴阳化生万物。我们为什么非要选择那种最绝对而且最不接近真相的认知呢？

第三节　自然之道在和解

“纵浪大化中，不喜亦不惧”，将自己想象为自然的一部分，泯灭一切情欲，是我国古代士大夫面对人生不幸时的自我解脱之道。不过，如此理想的境界，实非所有人都能达成。人们之所以欣赏陶渊明“采菊东篱下，悠然见南山”的超脱意境，源于个人需要建构一些幻想，以暂时逃离现实的不如意。因而，鲁迅先生说得好，那只是陶渊明的一个方面，他还有“刑天舞干戚，猛志固常在”般“金刚怒目式”的另一面。毫无心理冲突是不可能的，调整看法才能与内心和解，积极面对现实困难。

一、自我好奇是起始

（一）自我观察增了解

第一步，学习如何观察自己的想法、感觉、行为、生理反应以及人际互动方式等，并乐于聆听自己内心的声音。如表 4 所示，根据感觉从 0 到 10 分进行打分，0 分表示没有，10 分表示最强烈，以便更全面地进行自我评估。

表 4　自我观察记录表

日期	激发事件	想法	情绪	行为	生理反应
	现实中的什么事情导致糟糕的情绪	评价、解释、预期是什么，并给自己相信程度打分	体验到什么情绪，并给强度打分	有什么行为，与别人如何互动	有怎样的生理反应，并给强度打分

（二）探索认知成长史

我的家乡在哪里、教育程度如何、家庭是什么样的、处于怎样的社会阶层、民族和文化背景是什么，等等。这些过去的经验，或许我们从未认真思考过它们是如何影响并塑造了我们的认知，甚至成为我们认知中至关重要的一部分。因为它们构成了我们对自己、对世界、对他人的基本假设。

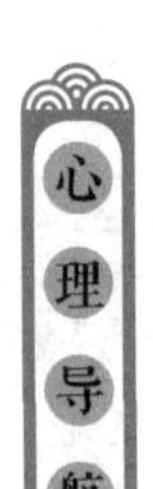

案例延伸

小黑的认知地图

作为独子，父母从小就对他要求非常严格，这种要求内化为他苛刻的自我要求。他小时候有一个好朋友，在学习和各类活动中都表现优异，这让他觉得自己怎么也比不上这个朋友。朋友的“榜样效应”既成为他努力的目标与动力，也让他产生了一种假设：如果我不够好，别人就都比我好，而这个世界都喜欢优秀的人，失败如此令人恐惧。上学之后，这种想法与父母的要求不谋而合，成绩和排名成为衡量一切的唯一标准。有一次，他数学考了98分，却因此被父母严厉责骂、罚跪，至今小黑仍心有余悸。当然，大多数时候，霸占第一名的小黑也获得了父母、老师的赞誉与奖励。玫瑰的花香常常扑面而来，掩盖了刺痛，逆来顺受使他习惯了父母为其设定的生活轨道，几乎失去了自己的主见。读书全然是为了父母而非自己，他慢慢习得了优秀、顺应、依赖的补偿策略。当自己无法独立面对困境时，网络的幻想便自然而然地成为替代品。

二、内心对话促和解

语言文字作为思维交流的工具，涵盖了大量的内心对话。因此，第二步便是通过自我询问与自我回答的方式，来促进内心的和解。

（一）自动想法查证据

当我们觉察到负性情绪时，应询问自己：“我在想什么？”以此引出自动出现的僵化思维，并接着查证这些思维是否有客观事实作为依据。例如，小黑在应对挫折时问自己：“成绩排名下滑，有哪些事实能证实自己不好？”当领悟到“他人的眼光并非真实证据，而下滑至中下水平才是客观依据”时，便可以继续进行下一步。

（二）推到荒谬终回头

人们在看似客观的依据中，也可能会隐藏非理性的信念。而这些歪曲的认知，若不推理到自认为荒谬的极致，往往很难回头。正所谓“不碰南墙心不死”，那就在认知的游戏中撞一回墙吧！“我选择成绩中下作为标准，因为我使用别人的评价标准，因为我坚信自己不能做主，我这一辈子都要按照别人的要求生活、学习，所以我就是要被紧张完全控制。不紧张我就活不下去，因为一次的失败，我将饿死街头……”当不合理的推论连自己都感觉荒谬时，才能放弃，进而思考、寻找替代性的思维。例如，设想一下别人在这样的情况下会怎么想、怎么做，并尝试新的方法。

（三）重构语词获掌控

歪曲的认知往往有整体评价自己的倾向，在经历了挫折之后容易形成“我是……”的观念，如“我是失败的人”“我是倒霉的人”“我是被抛弃的人”。事实上，任何人只可能在具体的事情、情景、行为中才能定义自己的某一方面，即在“我”之后应加上具体的表现。例如，“我这次考了第四名，就这次而言，我感觉自己是失败的，但这并不意味着我整个人是失败的”。思维往往由我们的语言叙事建构，改变叙述就能改变自我认知。

（四）学习强化才合理

学习不是为了符合、验证经验，而是为了更新观念。我们可以对照“知识之窗”，去发现自己的不合理信念和自动化思维，并身体力行地修正自己的认知框架。

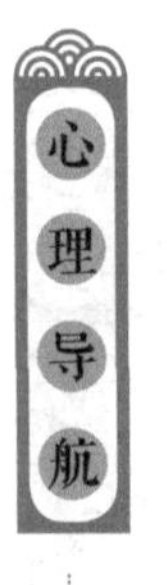

三、拥抱内心的小孩

内在的核心信念建立在过往的愉悦与伤痛之间。成长过程中，特别是儿童期所经历的痛苦甚至创伤，会驱使人不自觉地建立起自我防御机制，用不同的模式来保护自己，以防再次遭受痛苦。当你开始重塑认知时，痛苦和创伤必然会从记忆幽暗的角落里涌现，即所谓“受伤的内心小孩”。此时，你需要带着伤痛站在此时此刻、此地，对这个内心的小孩说：“我在这里，你无需避开我、逃离我、抛下我。”如果你还没有勇气也没关系，静静地待一会儿，只要不转身离去。伴随着几次重复出现的不安、忧虑、惊惧，甚至恐慌，你将会有更大的勇气，通过哀悼的仪式拥抱曾经的自己，从而与过去和解并告别，感觉能够踏上新的征途。忍耐、克制、试图遗忘或简单的悲伤都意味着对自我历史的忽视。

你可以试着去尊重独自一人的安静时光，慢慢坐下来，回忆并任由思绪起伏、飘浮，而无须进行任何评价……当纷扰的情绪与身体反应再次平息时，审视自己的内心，把铭刻于心的想法、信念写下来：经历了……事情，我都有哪些感受？我的需求是什么？我想要得到什么？什么事情挥之不去且印象深刻？我希望用怎样不同的方式去处理？我对父母最真实的期望是什么？最后，你可以给长久怨恨而无法释怀的人（如父母）写一封信，甚至一份悼词，即便我们和父母都健在，关键是要把那些沉积于内心、难以表达的真实想法呈现出来，联结内心受伤的小孩、父母以及当下的自己。然后，你需要大声读出来，喊给自己听。当然，也可以是写给理想中的父母，表达出期盼与希望；或者对理想中的自己，写出自我的局限与接纳。

这是带有强烈情绪冲击的疗愈方法。对于心理创伤者来说，缺乏心理专业人员的陪伴是危险的。无论是重回过去还是强行暴露，都如同把自己再次置于烈日之下。因此，你可以试一试“漫无边际的思维飘浮”。如果感觉难以进行或难以承受，就请接纳自己的有限并停止，将其当作收集资料的步骤，与心理咨询师分享。

小诗分享

珍贵的宝石存在于宇宙的每一处，
也存在于你我之内。
我想送你一撮，亲爱的朋友。
是的，这个早上，我想送你一撮，
一撮从清晨闪烁到晚间的宝石。
我们生活的每一刻是一颗宝石。
内含天与地，
阳光与河流。

我们只需温柔地呼吸让奇迹显现；
鸟儿歌唱，花儿盛放。
这里是蓝天，这里是白云飘荡，
你的可爱的模样，你的美丽的微笑，
全都藏在一颗宝石内。
你沮丧地球上最富有的人，
但表现得如贫穷的儿子。
请返回你所继承的遗产吧。
让我们互赠幸福，
学习安住在当下时刻。
让我们在自己的双臂里珍惜生命，
放下失念和绝望。

——释一行

心理导航

【本章结语】

虽然我们在生活和工作中努力塑造理性、有序的思维，然而有些痛苦源自客观现实，时常袭扰心头，即使转变看法也难以立刻消除。也正因为如此，我们学会了如何接纳。“接纳”并非一味隐忍、曲意逢迎，也不是随意宣泄、丧失理智，而是尽可能去理解痛苦对于生命的意义，持续更新观念，以减少其负面影响。而有些痛苦则源于自我的曲解，这与环境、文化及被养育的方式有关，属于成长性的痛苦，因此也只能通过成长去解决。

（张涛　陈嵘）

第四章

我寄愁心与明月——情绪及其问题

内心体验——情绪，从本能化的愤怒、悲伤、恐惧到社会化的悦纳、羞耻、憎恶、悔恨、嫉妒、怜悯、焦虑、抑郁……不仅是人们表达自己、彼此交流的手段，也是人性演进与文明发展的产物。因为人类独有的情感，如理智、审美、道德等，都源于情绪的升华。可以说，从摩崖刻绘、神话传说到文学书画、艺术哲学，一路走来，它们已成为我们触摸真实情感的生命旅途。以至于现代人在向内心寻求开悟时，无一例外地聚焦于各种情绪困扰。

第一节　发乎于情止乎礼

西汉礼学家戴圣编著《礼记》载“喜、怒、哀、惧、爱、恶、欲”为先天具备的情绪，而中医经典《黄帝内经》《神农本草经》以喜、怒、忧、思、悲、恐、惊为影响机体功能的基本七情。1800 多年后，英国生物学家查尔斯·罗伯特·达尔文（Charles Robert Darwin）才发表《人类和动物情感的表达》。今天，我们区分基本情绪的同时，更开始探索后天习得的社会性情绪，如爱恨、悦纳、羞耻、憎恶、懊悔、嫉妒、怜悯、焦虑、抑郁等。

这种探索历经岁月的洗礼，从自由表达到力求控制，再到调节、转化，人们不断在发乎于情和止乎于礼间寻求平衡。因为，复杂的社会性情绪关联着人的价值观、自尊感与意义感，只有做到“止乎于礼”才能进一步塑造出人类独有的情感。

一、发乎于情

（一）源于心

当被问及“感觉怎么样”时，我们常回答“很生气”“很开心”“很郁闷”等。由此可见，情绪是人脑对客观事物是否满足自身需要时产生的主观体验和态度。

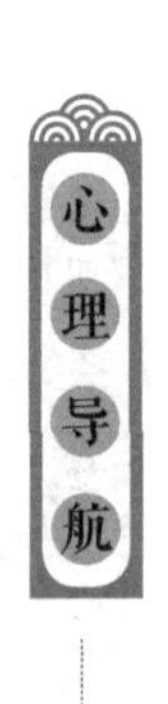

1. 内心体验

尽管我们意识到无法消除任何一种情绪，但内心深处仍渴望快乐多一些，烦恼少一些，以增强自我确定感。因此，当需求被满足时，我们常用愉悦、感恩、平和、希望、自豪、敬畏和爱等词汇来描述正面情绪。此时，人们的内心更加开放，态度更为包容，思维更加灵活，富有创意和行动力。而负面情绪则常常导致消极态度，甚至损害身心健康。其中，恐惧是对眼前危险事件产生的如临深渊般的害怕，例如目睹车祸、身处空旷广场或幽闭阁楼、途经阴森过道及看见血液、刀刃、某种动物等。恐惧的经验会构建预期，即使令人害怕的事物尚未出现，也会感到紧张和担忧，这称为焦虑。有时，人遭遇挫折后，强烈的委屈和挫败感混合在一起会引发愤怒。而悲伤则常常由丧失引起，如失去所爱、地位、青春、健康、财产、亲人、朋友等，进而感到郁闷和痛苦。尽管抑郁可以包含悲伤，但悲伤并不等同于抑郁。如果人们心理上排斥内心不愿意接受的欲望或态度，则容易体验到嫌恶和厌弃。如果与他人进行比较，希望拥有他人所拥有的优势，会产生羡慕。而羡慕并不等同于嫉妒，嫉妒者内心较匮乏、空虚，从而表现出典型的“幸灾乐祸”，如看到某人“摔跤”而在一旁暗自窃喜，“看吧，有什么可稀奇的！报应不爽！”这恰恰说明自己异常渴求平时得不到的优越感。在人际交往中，还存在另一种强烈的情绪体验——羞耻，即当自己试图隐藏的缺陷或行为被暴露出来，并受到观众或内心想象的观众谴责、鄙视时，会出现“恨不得找个地缝钻进去”的痛苦感。

如果把内心世界比喻为画板，那么情绪就是涂绘斑斓色彩的画师。首先晕染其上的底色称为心境，它微弱、绵长、弥散，在不知不觉间渗透于心灵的每个角落，影响着我们对日常生活的态度、观念与行为。例如，心态平和时，恰似春风拂面；沉郁寡合时，犹如一潭死水；意气飞扬时，则好似遨游寰宇。其次，在此底色上，笔意奔放、狂悖不羁，就像爆发猛烈的激情状态，如一见钟情、新婚宴尔，使整个人意乱情迷、兴奋活跃。尽管我们渴望激情能够永恒，但其历时短暂，如潮涨总要潮落，有旭日东升就必然会夕阳西下，这是再自然不过的道理。如何接纳情爱的消退期并平稳过渡至友情，是重塑良好心境以维持关系的重要课题。当然，在徘徊悱恻的情绪体验中，遭遇出乎意料的刺激，则会出现心身紧张，即应激，犹如绘画过程中，不经意间滴落墨汁，从而四散飞溅开来。而且，在激情或应激状态下，不同颜色的情绪更容易彼此融合，产生新的内心体验。例如，愤怒和厌恶组合，会产生敌意或蔑视。而蔑视的态度将对方当作可以随意抛弃的“物品”，严重阻碍人性化的发展。如果羞耻混杂恐惧，则会催生出内疚感，使人懊悔、自责而苦不堪言。

2. 解读特点

转换视角、改变看法，往往需要全面认识情绪的特点，才能从“非黑即白”的简单思维过渡到“辩证统一”的系统思维。

（1）两极性：情绪虽然包含两个极端，如快乐与痛苦、正面与负面，但它们却是相对的。这种相对性可以从两个方面解读：其一，情绪的背景——心境，并不总是正性的。例如，丈夫因晋升职称而心境颇佳，但妻子却因单位改革而状态低迷。丈夫期望能改变对方的心情，几番试探后却终归失败，于是丈夫也陷入了失落情绪之中。其二，认知方面，人们即使面对相同的处境和身体反应，也会因个人的看法、信念而在评价与决策过程中产生不同的感觉。例如，看到半瓶酒，有人认为还有的喝就很高兴；有人认为怎么只剩半瓶，快没了，于是开始变得忧虑。再如，考前紧张时，越期望自己不焦虑，焦虑感反而越强烈；失眠时，越期望快点睡着，反而越难以入睡。这提示我们：人需要建立奋斗的目标，但可以适当降低期望值，这样才能减少奋斗过程中不必要的烦恼。因为人没有太大的期望，就不会有太大的失望（见“趣味阅读”）。

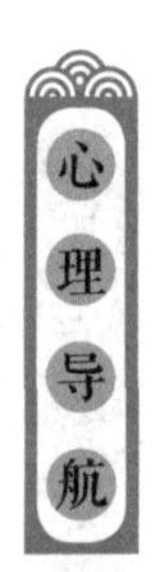

趣味阅读

金牌、银牌与铜牌

在颁奖台上，获得铜牌的运动员振臂欢呼，而旁边成绩更优异的银牌获得者却显得失神落寞。旁观者或许会认为，亚军理应比季军更高兴，然而运动员在颁奖台上的表现却截然相反，这一现象引起了心理学家的关注。通过分析大量获奖者的面部表情，心理学家不仅证实了铜牌得主确实比银牌得主更开心，而且在访谈中还发现，许多铜牌获得者因为自己不是那个遗憾的第四名而感到无比欣喜，而银牌获得者则常常懊恼自己错失了最至高无上的荣誉——金牌。

（2）矛盾性：人在经历同一件事情时，可能会同时感到高兴和痛苦。例如，在促销期间看中了许多商品，但预算却有限；面对两位同样优秀且心仪的对象；有几个都很不错的职务但只能选择其中一个……在同样喜爱的事物之间做出选择时，往往会使焦虑感倍增。此时，积极情绪与焦虑感并存，如同孪生姐妹一般。

（3）动力性：情绪为认知提供心理能量，可能导致感知出现偏差。越担心发生什么，就越容易感受到什么。例如，恐惧蟑螂的人往往能先于他人发现蟑螂的踪迹；越担心伴侣出轨，就越容易找到蛛丝马迹来反复验证自己的忧虑，最终放大糟糕的感觉，而对方也可能因此感到不堪其扰。其次，情绪还为生理感受提供能量，如烦恼时头痛可能加剧、忧虑时感到眩晕无力、恐惧时心慌胸闷等，这些对我们而言都十分熟悉。

（4）发泄性：达尔文虽未讨论无情绪生活是否可能，但他一直倡导对情绪加以控制。然而，20世纪时，很多激进的西方思想家曾尝试过一种没有情绪的生活。例如，作家昆廷在遭遇质疑时曾说："这十分冷酷，却也十分完美。"多年之后，潜意识的发现才逐渐澄清：任何被压抑的情绪其实都没有消失，而是像隐伏的猎手一样时刻等待着出击。

（5）过程性：情绪就像一部小说，有开始、过渡、高潮，也有跌落和结局，循环往复。只有接纳它，一段时间后便会自然消退。因此，我们学会了在彼此情绪激越时，暂时悬起免战牌，等一等，待情绪降温之后再进行沟通，这样更容易达成共识。

（6）非理性：情绪发生时，往往难以被理智所控制。平时彬彬有礼的人也可能变得冲动愤怒。非理性的另一个特征是下意识地转移情绪给他人。正性情绪可能转向熟悉的人或陌生人，而负性情绪的转移则常见于亲友之间。例如，夫妻中任何一方在单位上受了气，可能会隐忍不发而回家向对方唠叨，不明就里的一方则可能向孩子发火，孩子进而弄坏玩具或责打宠物，宠物又可能咬坏家具。这一方面说明伤害别人的人往往自己也是不幸的，喜欢伤害别人的人在过去的生活中可能经历了更大的不幸；正常人和轻度神经症者通常不会无缘无故地伤害陌生人；无缘无故地伤害他人可能提示存在重症精神病。另一方面则说明，在情绪发作时，每个人都希望被无条件地理解和支持。当对方处于悲伤、愤怒、焦虑等状态时，不要制止、提建议、讲道理或分析利弊，因为这些理智的应对方式不仅无效，更可能让对方感觉越来越糟糕。此时，拥抱、拉手、拍背等肢体接触，或者即便什么也不做而只是投以关切的目光，都是最温情脉脉的陪伴。因为只有当情绪被充分表达出来之后，才能摆脱其非理性的束缚。

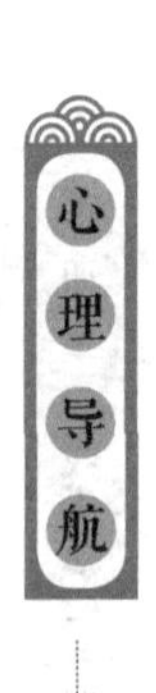

3. 情感升华

社会文化与规则对情绪及其表达具有框架效应，界定了哪些合理、哪些不合理；哪些需要修正、哪些应该被鼓励；以及何时可以表达、何时应被禁止……教育教导人们尽可能抽取积极正面的元素，并将其内化为调控情绪的能力。这种社会化的情绪调控能力是人类独有的情感特征，较为稳定地表现为理智感、美感与道德感，反映出我们的价值取向。

尽管情绪在激发时往往显得非理性，但反复的体验会逐渐沉淀下来，形成应对的经验——这需要我们有意识地进行自我观察。此时，人们开始主动采取升华的方式来转化情绪能量，这样既能满足自己的需要，又具有正面的社会意义。这种理智感与情绪之间的动态平衡是人格成熟的标志。例如，理性地看待正面情绪也应认识到其可能带来的负面效应，如人沉浸在喜悦之中时可能会盲目乐观，从而容易遭遇挫败；负面情绪也同样如此，焦虑和恐惧常常提醒我们重视潜在的危机，促使我们奋发图强、积极向上。在这一过程中，人的审美意识逐渐被唤醒，用以软化、修饰非理性的冲突，例如通过借物抒情、以图造景等方式，在寂寥荒凉中感受深邃辽阔之美。仰望夜空，感叹斗转星移、流星飞逝，人们从天地自然的造化意境中生出敬畏、虔诚之心，相对理性地接纳世事无常的恐惧。而羞耻虽然被归入负面情绪，但它也具有积极的意义。羞于见人、羞于启齿的内心独白往往是“对不起他人”，这种感受促使人们为了减少内疚感的困扰而建立“良知”。作为监察自我的内心批评家，良知唤醒了人的道德意识，进而促使利他行为与自尊感、意义感、价值观相结合。在成长过程中，如果遭遇长期过度的苛责，如当众羞辱、体罚、咒骂，愤怒的情绪可能会淹没健康的耻感。一种情形是发生 180 度大转变，将良知从人格中驱离；另一种情况则是愤怒转向自我，形成罪恶感。而罪恶感与良知有本质的区别，前者驱动自我毁灭，后者则驱动利他行为。

（二）察于体

深沉、缓慢的呼吸能增加肺泡的气体交换，氧气被输送到大脑，使人感到专注且思维敏捷；放松肌肉或在一场酣畅淋漓的运动之后，人们往往因血管舒张、供血增加而心情平和、愉悦；抬头挺胸、伸展四肢的动作往往会向情绪中枢传递积极的信号，从而使人更加信心十足、精神振奋。说话时抑扬顿挫、语调起伏也能让人察觉到自己的情绪和情感变化，所谓“欲语泪先流”，常常会增添几分悲切的气氛。

研究结果显示，激素水平可以影响情绪，而我们也能通过觉察激素水平的变化来关联不同的情绪，尽管这种“觉察”十分微妙。例如，性激素的突然释放会增强情绪，而迅速降低时则可能引发情绪低落，甚至抑郁。因此，青春期和更年期是心境障碍的高发阶段。

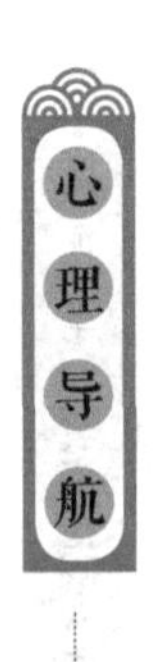

（三）观于行

心满意足时，人们会露出微笑；欣喜若狂时，则会手舞足蹈；紧张焦虑时，可能会来回踱步……我们的面部表情和身体姿势是传递情感的主要方式。同时，情绪体验与需求是否得到满足紧密相关，而需求又催生动机，最终促使我们采取行动。例如，高兴时可能会赠人玫瑰；悲伤时则可能“煲电话粥”以寻求安慰；愤怒时或许会摔门或毁物来发泄。但值得注意的是，愤怒并不等同于要采用侵犯行为。侵犯具有攻击性，而只是处理愤怒的一种极端方式。引导人们采用非攻击性的手段，如运动、呐喊、写作等来宣泄情绪，是自我调节的重要途径。

如果过于聚焦于欲望的满足，情绪就可能会以极端的方式表达出来。消极的自我发泄方式，如疯狂购物、酗酒和性放纵；向他人发泄，如牢骚满腹、搬弄是非、恶意议论；以及向环境发泄，如撞墙、毁物、乱涂乱画等。这些都是不健康的表现。而升华性的表达方式则对个人的成长有利。

二、止乎于礼

《医醇賸义·劳伤》说情绪乃“人人皆有之境。若当喜为喜、当怒为怒，当忧为忧，是即喜怒哀乐发而中节也。此天下之至和，尚何伤之有”。中医名家张景岳也认为“随怒随消者未必致病”。这说明与现实环境相称的情绪反应，不能被视为病态，且有利于健康。应该如何升华情绪、表达诉求，或许我们可以从中国人独特的文化心理中寻觅踪迹。

（一）借物抒情

在儒家礼教学说与行为规范的熏陶下，中国人独具匠心地将情绪、情感融入山水之间，或意境深远，或清新淡雅，或意气风发，或哀婉缠绵……这些情感在历史长河中绵延起伏、历久弥新。身陷长安乱世的杜甫，在春日远望时，不禁感叹“感时花溅泪，恨别鸟惊心”，仿佛连花鸟都在为“国破山河在，城春草木深”的景象而百感交集。“关关雎鸠，在河之洲”赋予了“窈窕淑女，君子好逑”的情爱以优雅绵长的意蕴；“千山鸟飞绝，万径人踪灭”的寂寥，恰恰隐含着柳宗元“孤舟蓑笠翁，独钓寒江雪”的超然物外；“一曲艳歌留婉转，九原春草妒婵娟”的婉约，却是温庭筠对“王孙莫学多情客，自古多情损少年”的深刻体悟。遍览祖国大地，哪座名楼没有诗人的题咏？哪座名山没有词人的歌颂？人与自然合一，是中国人表达家国情怀、命运波折、爱恋情愫的独特风骨。即便岁月流转、沧海桑田，这些词句已成为夜空中遥远的意象，但仍然驱使人们重新追寻那清晰的脉络，在止乎礼的克制中展现出更加丰富的情感。

（二）以情明志

以情抒怀，更以此明志，使情感表达更富境界。王之涣登鹳雀楼之际，感叹“白日依山尽，黄河入海流”，遂激起“欲穷千里目，更上一层楼”的豪情壮志；李白尽管“高堂明镜悲白发，朝如青丝暮成雪”，也不禁豪言“天生我材必有用，千金散尽还复来”；毛泽东在“千里冰封、万里雪飘”的辽阔意境中，发出“数风流人物，还看今朝”的豪迈宣言……中国人对情绪、情感的表达隐晦而优雅，这种忍耐与克制却驱动着人们明心见志，展现出宁静致远、胸怀广阔的境界。

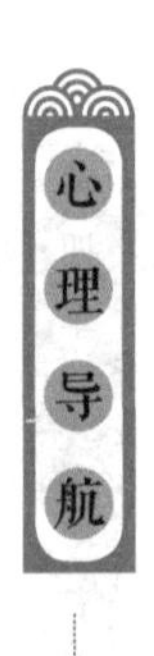

第二节　神志病里看迷情

【案例导读】

在某省会城市的一家大公司中，41 岁的女性财务总监刘婷（化名）反复出现餐前腹痛、餐后缓解的症状，同时伴有医学上无法解释的头痛和失眠。后经胃镜检查，她被确诊为患有十二指肠溃疡。经过针对性治疗，溃疡得以愈合，但每当工作压力增大或家庭琐事困扰时，症状又会复发。回忆成长经历，刘婷表示父母的教养方式十分严苛。例如，如果饭前未能完成作业，就会受到妈妈的惩罚，被剥夺吃饭的权利，这让她感到无比憎恨。然而，父母却反复告诫她这种憎恨是错误的，称他们这么做都是为了她好，并指责她不知感恩、不懂事；要求她必须无条件服从父母，同时作为女孩，表达与身体有关的感觉被视为羞耻并被绝对禁止……成年后，每当在餐馆等待上菜时，如果等待时间稍长，感到饥饿，她就会体验到难以抑制的憎恨情绪。与此同时，她又竭尽所能地避免与餐厅服务员发生冲突，将这种憎恨转向自身，进而产生难以察觉的羞耻感，认为服务员看不起她、怠慢她，是因为自己不够好，不配得到尊重。而实际上，服务员可能只是因为当时太忙，或是新手服务员工作不够熟练。这种极度渴望释放愤怒却又陷入左右为难的情绪冲突也延伸到了她的工作中，尽管她在学业和职务上都取得了显著的成就，并获得了老师和公司高层的赞赏。

几乎所有的精神疾病都伴随着情绪困扰，这已成为人们寻求心理帮助的主要原因。

一、情绪困扰心纠结

早年的生活经历对我们如何在特定情境下表达相应情绪具有深远的影响。在多数家庭中，“情绪化”这一评价相较于“理性化”往往带有更多的贬义色彩，因此我们学会了排斥和隐藏负面情绪，努力保持沉着冷静、宠辱不惊。久而久之，情绪对我们来说变得越来越模糊而难以分辨，以至于我们经常被莫名的情绪所左右，无法切实地去理解和处理它们。就像刘婷，早年无法表达的恨意逐渐内化为自我攻击，从而产生了躯体化症状，如十二指肠溃疡、头痛和失眠。

类似的情绪转移所揭示的内心纠结常常使我们感到困惑。例如，某位患有飞行恐惧症的患者直到心理咨询的中期才逐渐意识到，机场这一令人恐惧和厌恶的地方象征了他一直试图逃避的内疚感，因此，选择安全地留在家中就可以避免心理冲突。而那些被诊断为选择性缄默症的儿童，则常常在特定环境中选择沉默，以避免内心的恐慌被他人察觉，因为他们的生活经验告诉他们，说话可能会遭到排斥和羞辱。物质滥用者，如烟酒、药物依赖者，则借助这些物质来缓解极度的痛苦感受或压抑不愉快的情感。缺乏器质性病因的心因性抽搐或假性癫痫发作的患者，往往通过身体突然的抽动或颤动来释放情绪张力，同时避免自己察觉到内心的冲突。那些过度自省而显得非常理智的人，可能害怕再次失控而引发强烈的焦虑，因此变得十分敏感，甚至到了风声鹤唳的地步。表演型人格障碍者则会通过夸张的表情、语音语调和肢体动作来掩饰内心的紧张感……这些令自己和他人都感到困惑的表现，或多或少都是为了掩盖那些不被理智和社会所接纳的内心体验。如果我们把所有的精力都用于防止自己的伤口被触碰，那么就好像一个人在烧伤或冻伤之后还强迫自己穿上衣服，结果只会更加痛苦，因为衣服的轻微摩擦都会带来剧痛，此时反而无法集中精力去面对和处理现实中的困难。例如，案例中的刘婷只有通过自我攻击，反复引发十二指肠溃疡，才能暂时逃避在选择压抑还是表达愤怒之间的内心冲突。

二、心身交互致疾病

长期陷入情绪困扰且冲突得不到解决，会与神经－内分泌－免疫网络系统产生交互作用，甚至最终导致心身疾病。中医名家王冰在注释《素问·阴阳应象大论》时提到："恐而不已，则内感于肾，故伤也。"《灵枢·本神》也述及："恐惧而不解则伤精，愁忧而不解则伤意，意伤则闷乱，四肢不举，毛悴色夭。"《古书医言》亦强调："忧悲焦心，积乃成疾。"印度瑜伽大师萨古鲁（Sadhguru）也曾指出："情绪是你生活中的重要部分，若你忽视了它，就只会受苦。无论你身处何处工作，经商，还是嫁给了有钱人——总之，即便你找到了周全物质生活的方法，但如果情绪被忽视，你将无法维持内心的舒适感，即便物质生活丰裕，比如你拥有宝马、貂皮大衣和游艇。”

在心身交互作用最终可能导致心理与躯体疾病的领域中，最引人注目的是“述情障碍”，即由于各种原因导致个人情绪或身体感知表达能力降低。经历创伤后幸存的人或反复求助却陷入无助感的人，往往会学会忽视、压抑情绪，甚至变得麻木，因此无法用语言或行动来表达其真实的内心体验。例如，他们可能显得气急败坏，却否认自己在生气；在他人看来他们可能惊恐万分，但他们却坚称自己感觉良好。由此可见，述情障碍伴随着对自己情感的否认，导致无法清晰地认识自己的需求，进而无法妥善照顾自己。比如，明明自己很生气或悲伤，却不能觉察这些情绪，而只感觉到肌肉酸痛、肠道不适等身体症状。研究显示，约 3/4 的神经性厌食症患者和 1/2 的暴食症患者无法理解自己的情绪感受，且在描述情绪时感到极为困难；心理创伤后的儿童患哮喘的概率比其他儿童高 50 倍，成年后更易出现长期的背痛、肩颈痛、偏头痛、消化不良、慢性疲劳综合征、肠痉挛和肠易激综合征等问题。

精神科医生亨利·克里斯塔尔（Henry Krystal）不仅治疗了超过 1000 名大屠杀幸存者，而且他自己也是集中营的幸存者之一。他发现，许多患者虽在职业上取得了成功，但亲密关系却惨淡而疏远。压抑自己的感受或许能助力他们在事业上取得成功，但代价是封闭了自己难以承受的感觉。这种封闭不仅是心理上的，还伴随着脑功能的改变。一项研究对大量创伤后述情障碍的患者进行了脑扫描，发现他们越无法感知情绪，大脑中负责自我意识的神经活动就越少。这些研究反复提醒我们：述情障碍患者只有学会觉察自己的身体感觉与情绪之间的联系，才能有所好转。遗憾的是，他们中的大多数人并不愿意这么做，因为潜意识告诉他们要尽一切可能回避过去那些令人惊恐的创伤经历。

事实上，即使是心理正常的人，也可能陷入情绪困扰。如果缺乏自我调节或未能获得及时有效的干预，也可能会无意识地长期防御自己的体验，与情绪保持距离而逐渐变得疏离、麻木，最终削弱决策与行动力。有研究证实，即使人的智商未受损，但情绪的持续恶化也会损伤负责处理情绪的大脑神经回路。

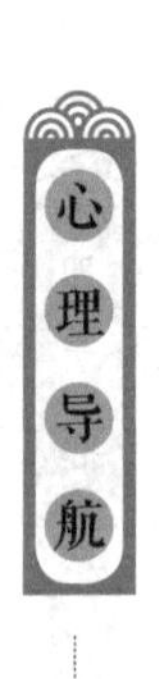

第三节　几多感慨在调适

人生在世，面对花开花落、日升日落，无论是经历流光破碎、冷落孤独，还是享受山高海阔、随意洒脱，关键在于如何管理并调适情绪。这本质上是对生命的关怀，包含觉察、接纳、澄清、行动四个步骤。

一、觉察

想象将自我分为两个部分：一是经历情绪反应的我，二是作为观察者的我。以无任何评判的态度观察自己，比如，在担心焦虑时，可能会感到心慌、入睡困难；恐惧时，面部可能会抽搐、呼吸急促；愤怒时，可能会面红耳赤、眩晕手抖；抑郁时，可能会垂头丧气、早醒。甚至，焦虑、怨恨可能会转化为愤怒；感到不如别人时，可能会自怨自艾、自伤自怜；为了证明比别人优秀，可能会直接攻击他人；表面满不在乎，其实心绪难宁等。当各种情绪涌上心头时，可以集中注意力于呼吸，尽量与这些情绪共处。

觉察并说出或写下此时此刻情绪状态的名称，如焦虑、郁闷、忧伤、羞耻等，这能够暂时阻断情绪的自动化反应。因为人脑的边缘系统中有一个被称为杏仁核的部分，它负责情绪记忆，比如过去出现类似内心体验时自己如何感觉、如何激活身心反应；而另一个部分为新皮层，它负责对信息进行理性判断并做出决策。长期的情绪困扰可能会导致杏仁核绕过新皮层，直接发出指令来自动化地引发躯体与行为反应。当人处于自我觉察状态时，能启动新皮层，使我们始终保持意识清醒，从而使杏仁核难以接收非理性的信息，情绪的自动化反应也就无法产生。这种对情绪的自我觉察可以尽可能减少无意识的情绪卷入。

二、接纳

心理学家弗洛伊德曾说："未被表达的情绪永远都不会消失，它们只是被活埋了，并且会在日后以更加丑陋的方式重现。"这意味着情绪像水，满则溢，既不能被压抑，也不能被消除。一方面，遭受打击、挫折，面对人际关系冲突、压力，丧失重要的人或物，感到紧张、焦虑、悲伤、难堪，是再自然不过的反应，因此任何情绪达到高峰后都会自然消退。另一方面，情绪像一位信使，尤其是负面情绪，它的使命是来传递信息的。它的出现提示我们把目光投向自身、投向内在。当我们带着好奇心、尊重以及深深的自我同情去了解和关照它们时，我们会看到内心深处最深切的渴望和需求。当觉察到情绪来临时，只有承认、接纳并允许其得到表达，才能继续保持新皮层的意识状态。此时，急于批判、抑制或胡乱采取行动只会让事情变得更糟。首先，要允许自己处于不舒适的情绪之中，这样这些“信使”才能完成其使命而自行离开。任何拒绝、排斥、躲避以及认为自己“不应该如此糟糕”的想法，都会让信使久久不愿离去，或即使离开也会很快再次登门。

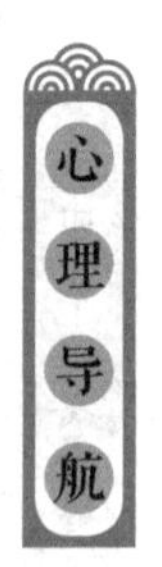

心灵导航

眼泪是心灵的疗愈

当你感到悲伤、压抑、委屈时，不妨允许自己好好地哭一场。美国明尼苏达大学的心理学家威廉·佛莱从心理学和生物化学的角度对流泪行为进行了全面研究。他将流泪分为反射性流泪（如受到切割洋葱时的刺激）和情感性流泪。他发现，在情感性流泪的泪液中，蛋白质含量有所增多。在这些结构复杂的蛋白质中，有一种据测定可能是类似止痛剂的化学物质。另有研究表明，眼泪具有缓解压力的作用。在压力状态下，交感神经会处于高度紧张状态，而流泪时，泪腺是由副交感神经控制的，这使得交感神经得到休息。因此，大哭一场之后，我们往往会感到轻松舒适，这种感觉正是因为副交感神经暂时接替了交感神经的工作。流泪的益处颇多，所以当你想哭的时候，就痛痛快快地哭出来吧，我们智慧的身体正是用这种方式来进行自我疗愈的。

三、澄清

觉察并接纳情绪，意识会逐渐变得清晰，从而使我们更有能力去面对那些曾试图逃避的痛苦。

案例后续

情绪管理

刘婷一方面接受针对十二指肠溃疡的药物治疗，同时调整饮食与生活习惯；另一方面，她觉察并接纳了自己的愤怒和焦虑情绪。她常常寻找一个安静的地方，既不抵抗也不回避，让思绪自由漂游，回忆起与成长经历相关的创伤性记忆。逐渐地，她领悟到自己90%的愤怒源自内心深处早已埋藏的“炸药桶”。伴随着泪水，她在想象中向父母坦诚了自己的恨意，并能够用语言自述的方式，表达腹痛、头痛、失眠时的内心体验。她发现了情绪与躯体疾病发作之间的相互作用关系。于是，她开始身体力行，采用运动、写日记、与心理咨询师交流等积极的方式来合理宣泄情绪压力。最终，她不仅学会了悦纳自己，也更能接纳他人。尽管工作依然紧张忙碌，但她的十二指肠溃疡再也没有复发。

澄清意味着理解情绪形成的历史背景。它往往随着生命的变迁而逐渐稳定，并形成反复出现的模式。但这种澄清并不是自我苛责或压抑，而是主动适应人生中不可避免的痛苦，将失去视为发展的一部分，同时消解那些自寻烦恼中被过度放大的情绪。有些人在工作中忍耐了数年，却在关键时刻功亏一篑。因此，问题不在于痛苦本身，而在于如何应对痛苦。其次，需要重新审视内在的解释系统。导致负面情绪的想法往往是逐渐

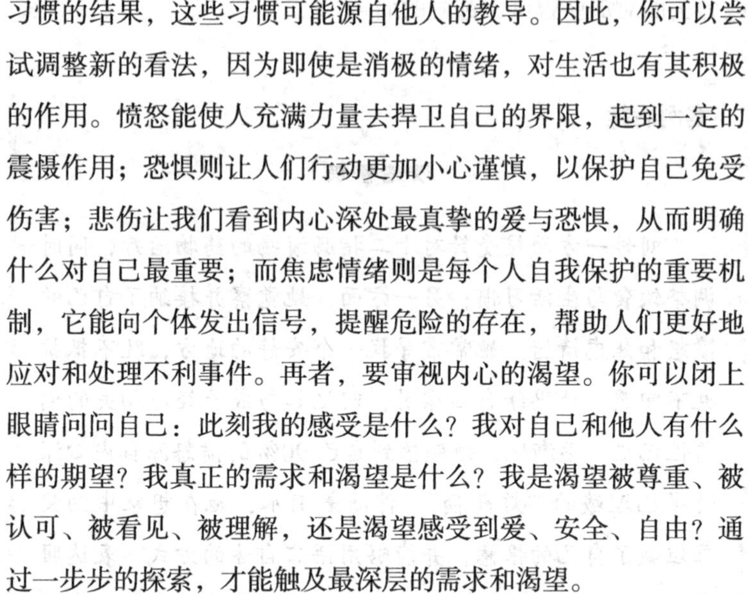

习惯的结果，这些习惯可能源自他人的教导。因此，你可以尝试调整新的看法，因为即使是消极的情绪，对生活也有其积极的作用。愤怒能使人充满力量去捍卫自己的界限，起到一定的震慑作用；恐惧则让人们行动更加小心谨慎，以保护自己免受伤害；悲伤让我们看到内心深处最真挚的爱与恐惧，从而明确什么对自己最重要；而焦虑情绪则是每个人自我保护的重要机制，它能向个体发出信号，提醒危险的存在，帮助人们更好地应对和处理不利事件。再者，要审视内心的渴望。你可以闭上眼睛问问自己：此刻我的感受是什么？我对自己和他人有什么样的期望？我真正的需求和渴望是什么？我是渴望被尊重、被认可、被看见、被理解，还是渴望感受到爱、安全、自由？通过一步步的探索，才能触及最深层的需求和渴望。

心灵导航

情绪是可以选择的

从别人的成功中看到自己的失败，从别人的快乐中感受到自己的悲哀，从别人的坦然中察觉到自己的狭隘，从别人的优越中体会到自己的卑微……人们既通过自我反省来认识自己，也可能让感觉变得扭曲、过度放大或缩小。其实，这面镜子是心灵的映照，其本质在于内而非外。

随心所欲的冲动和本能是每个人内心深处的“阴影”。因此，人类需要创造出理性、积极的“面具”来进行防御与平衡，并将阴影的能量引导向建设性的、自我实现的目标。那些过于在意父母、老师、同学看法和评价的人，往往会将自我能量倾注于修饰“面具”的完美，而面具越华丽，消耗的能量就越多，对某些本应更关注自我实现的事物也就越忽视，不知不觉间便产生了许多无价值感、无目标感、无方向感。如果你总是将他人的评价与面子紧密相连，并逐渐耗尽自我能量，那么华丽的“面子”最终也会因失去支撑而崩溃，使你变得更加冲动、非理性、混乱与脆弱。心理学认为，当你不再那么迫切地寻求被尊重、被理解、被认可、被赞扬时，自我认同和自我接纳的动力才会真正形成，指引你将能量注入自我建构而非他人的看法中。一个过于看重别人的人，活在别人的世界里，被“阴影”所困，却从未真正拥有过自己，更无从谈起面对现实。

逃避现实的人往往用放大镜来看待一切。他们放大别人的愉悦和优点，同时也放大自己的痛苦和缺点。这样做的目的只有一个，那就是退缩到阴影中去，让别人的看法取代自己的观念。虽然你意识到应该自信、愉悦、乐观，但无意识中选择了退缩，也就必然选择了苦闷。早上醒来预想工作方案时，即将走进学校课堂时，面对一次严肃的面试时，听到他人反复强调注意事项时，糟糕的情绪便会不由自主地挣脱理智的束缚，弥漫开来。这与别人无关，只与自己有关。要给自己一个积极的暗示，首先需要暗示自己可以不受他人、结果等因素的影响。太重视面子的人活在表面而忽略了内心；太重视结果的人活在对过去的悔恨与对未来的幻想中，失去了当下的这个过程。活在当下意味着全身心投入过程而非结果。自然的道理往往是：你越重视什么，就越容易失去什么，结果便只能是一堆糟糕的情绪。

对很多人来说，获取成功更为困难，因为成功需要付出更多的努力、汗水，并承担更大的责任和义务。于是，他们看似积极进取，实则缺乏实际行动。对人类而言，失败和疾病总能吸引关注、同情和谅解，就像一个永远长不大的孩子，以此逃避成长性的危机。这意味着在内心深处，选择苦恼比选择快乐更容易。哭泣是与生俱来的本能，较为低级；而微笑则源于后天的学习，更为高级。因此，情绪是选择的结果，取决于你是否选择面对现实。面对现实的痛苦往往伴随着实现人生价值的快意；回避现实的轻松则往往伴随着生命无意义的痛苦。情绪需要对成长做出一次次的选择，这是别人无法替代也无法帮助的。就像心理咨询可以解开心结，但现实的结只有自己去解。当你不再需要选择负性情绪时，就意味着你不再需要选择逃避属于自己的人生。一切由你说了算，别人说了不算。

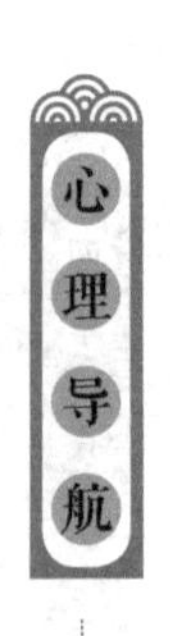

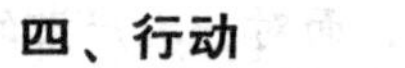

四、行动

本书所有章节的心理调整方法都与情绪相关，我们需要在以下四个方面付诸行动。

（一）恰当表达

通过深入探索自己深层的渴望，我们对人的理解将逐渐全面，进而能以主人翁的心态来对待情绪，对自己的情绪承担起最大的责任。这要求我们实事求是、清晰明确地表达需求。《非暴力沟通》中的四个步骤值得我们借鉴。

第一步，描述观察，即用客观事实替代评论。评论中常出现“总是”“从不”“经常”等词汇。例如，妻子抱怨丈夫“你总是加班到半夜，从来都不爱惜身体”，这是评论。而观察到的客观事实是“我这三周每天都看到你加班到凌晨三点以后才回家”。显然，丈夫会更愿意倾听客观事实，而评论可能让丈夫感到被指责，从而产生逆反心理。

第二步，表达自己的真实感受，以“我感到”开头，后接具体明确的感受，如害怕、担心、沮丧、开心、兴奋等。需要注意的是，感受与想法应区分开。

第三步，体会、感知自己的需求，并准确表达出来。

第四步，诚恳地向对方提出请求，以满足我们的需求。基本句式为“我看到……我感到……我需要……你可不可以……”例如，妻子可以对经常加班到半夜的丈夫说：“我这三周每天都看到你加班到凌晨三点以后才回家，你回家那么晚，我感到很担心、很焦虑，因为长期熬夜对身体非常不好。我最需要的是你健康平安，你可不可以早点回家休息，周末也多睡一会儿？”这样的表达既清晰明确地提出了自己的需求，同时由于没有给丈夫“贴标签”或指责批评，丈夫会更乐意听取妻子的建议。如果你难以开口表达情绪，也可以通过写情绪日记的方式与对方交流。

（二）处理选择性焦虑

首先，要设置合理的优先级。降低决策复杂性的一种方法是不要为决策设定过高的目标。与其试图选择最适合你的选项，即所谓的收益“最大化”，不如尝试找到满足你最重要标准的第一个选项。心理学家巴里·施瓦茨（Barry Schwartz）指出，选择焦虑源自我们做出选择后的遗憾或预期，而这些遗憾或预期会让人再次陷入焦虑的循环。其次，开始行动后，要记住积极的一面。尽管选择意味着我们不得不放弃某些机会，但能够在两件均有收益的事物之间做出选择，仍然优于其他情况。细细品味这种体验，才能更感愉悦。

（三）自我交谈与情绪演练

自我交谈是“自我训练”中最常见的方式，是一种可以主动展开的自我治疗方法。它操作方便、效果明显。当情绪涌起时，我们可以和自己对话。问问自己：“你怎么了？你很生气、很悲伤、很害怕是吗？”“我看到了你的感受，我会一直陪着你。”“你有什么样的想法？它们是怎样影响你的？它们真的是真的吗？”“你的需求是什么？我能为你做什么？”“你好些了吗？”通过反复科学的练习，就像通过健身来锻炼肌肉一样，我们可以慢慢学会掌控自己的情绪。

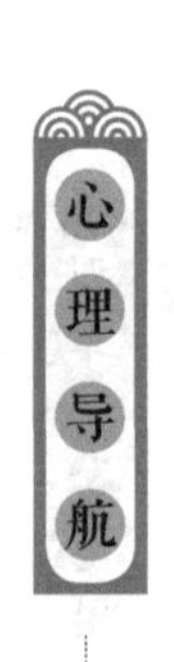

在日常生活里，应适当地进行情绪演练。情绪演练没有时间和地点的限制，只要有空闲时间，我们就可以进行。例如，在脑海中创造一个场景，让自己想象一下，如果自己身处这样的场景中，应当做出什么样的心理反应。这个练习的优点是能够在心理上做好充分的准备，以免问题发生时，因为缺少心理准备而出现各种负面情绪。此外，在进行情绪演练时，我们有足够的时间去感受自己可能出现的情绪，这样就可以尽量减少情绪无意识状况的出现。

（四）升华情绪

行动的第四步是升华情绪或正念减压。因为人注意什么，也就认为其较有意义，而较有意义的部分受阻时，常常会产生痛苦和冲突，难以遏制。这意味着当觉察到负性情绪时，如果没有思考和行动的介入，将难以破解。因此，最佳的做法是把情绪体验、原因、目的简单写下来进行评估。事实上，绝大部分的生气都微不足道，不值得如此冲动。例如，当你写出“我想抽他耳光，因为他当面指责我，目的仅仅只是挽回面子”或“我对停车场的收费员异常恼火，结果是花10元的停车费或者1万元的医药费”时，你就会感到释然多了。人的情绪是主观建构的结果。当热血上涌时，通过深呼吸、默数5个数、想象自己面部肌肉放松的样子等方式，可以调控激动的情绪，从而慢慢创造出自信与自控的心理行为模式。

【本章结语】

我们痛苦的最大来源是自我欺骗。人如果不知道自己所知道的，感觉不到自己所感觉的，就永远无法痊愈。人类天生都是感情动物。一旦我们完全承认这一点并升华自己的情绪素养，我们就能以不断丰富的、更有意义的方式来创造彼此的相遇。因为情绪是人类心理的刻画，如何刻画比刻画什么更重要。这就是情绪管理与调适的意义所在：让生命变得精彩、丰富。

（陈嵘　兰戎　周双明）

第五章

觉知此事要躬行——行为及其问题

从微表情、语音语调、身体姿势到坐立行走，乃至完成诸如书写、维修物品、操作仪器等复杂动作，人类都需依赖躯体运动来表达与反馈思维、感知与情绪体验。迄今为止，我们对心理的理解均源自对人外部行为的观察、推测、分析与解释。心理学在本质上可视为人类行为学。

第一节　行为如何被习得

生命之初，骨骼肌的活动是自发的，如微笑、撇嘴、抓握、蹬腿等，这些并不能被有意识地分析出其原因，既是身体感觉的本能反应，也是对成年人动作的无意识模仿。这与成年人有意识支配行为不同，动作的目的、意义及其与身体感知觉、心理活动的关联，在初始阶段都处于浑然不觉的懵懂状态。随着自我意识的发展，人们才逐渐学会通过各种动作解决问题，并逐步建立起相对稳定的行为模式，从而增强了适应环境、改良环境的能力。

一、有探索才有反思

1859年，英国生物学家达尔文发表了《物种起源》，这一著作将上帝从圣坛上拉下。尽管宗教神学与自然科学的斗争异常激烈，但通过动物实验来探索人类的生命活动已成为不可阻挡的趋势。50多年后，在距离英国几千公里的俄国，伊凡·巴甫洛夫（Ivan Pavlov）正通过狗的实验开启了对行为习得的探究。而美国的约翰·华生（John Broadus Watson）则据此开始解释人类复杂行为的建立机制。时至今日，我们很容易理解：一些本能反应，如吸吮、敲击髌韧带导致小腿上抬、被针扎到会缩手等，是先天遗传的行为；而看到穿白大褂的护士就感到惊恐不安，则是后天习得的反应。因为“白大褂”与打针引发的疼痛在多次同时刺激人体后，原本不会引起退缩反应的白大褂会与疼痛产生关联，导致即使护士还未下针，患者也会反射性地感到坐立不安、血压升高。这一现象使人们开始重视环境因素对人的影响。然而，饱受质疑的是，这种完全被动的行为习得过程（外界给予什么刺激，人就学会什么反应）是否真实存在？

在20世纪30年代，美国心理学家伯尔赫斯·弗雷德里克·斯金纳（Burrhus Frederic Skinner）进行了一项著名的实验：将一只鸽子置于特制箱子中，当鸽子啄按键即可得到食物时，其啄键行为会增加，即主动获得奖励以正向强化行为；或者当鸽子遭遇电击时，啄键可以取消电击，进而它会更主动地啄键以消除惩罚，即负强化。负强化与惩罚不同，前者是通过增加良好行为来减少被惩罚的频率，而后者是直接给予令人厌恶的刺激以减少某种不良行为。这一实验意味着人有主动操作行为的能力，而这种主动性源于获取奖励或消除惩罚的反馈。这一发现甚至一举粉碎了当时盛行的惩罚式教育观。而目前，人们更重视称赞、欣赏、鼓励引导对人的积极意义与建设性，这一转变的首功应归于这位伟大的心理学先驱。

这一系列“动物 - 人 - 环境”的行为学研究以及在治疗患者方面的成效，让科学界备受鼓舞。人们曾认为，只需施加强化的刺激、替代不良行为即可解决一切问题，而将意识、认知、动机等难以客观测评、量化统计的心理活动排斥于视野之外，甚至认为这些现象都是不存在的幻想。然而，当科学式的自信被推到顶峰时，也恰恰意味着反思的开始。

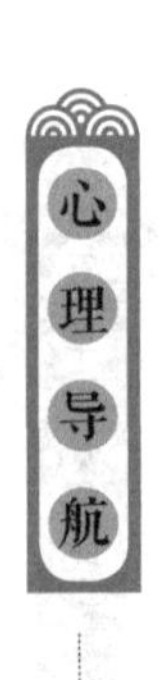

二、有质疑才能澄清

那些曾经广泛探讨的精神领域，如哲学式的内省、情绪体验、无意识动机、意识流等，如今似乎被遗忘了。“物化”的人类应如何开辟全新道路，以重建行为与人性的联系？我们已无法直接了解当时心理学家的真实想法。然而，质疑无疑是推动发展的关键动力。

有趣的是，当保守的行为主义科学家试图巩固其行为主义思想体系时，以美国心理学家艾利斯为代表的认知心理学家，开放性地将“正向强化”的行为技术应用于抑郁症的认知治疗中。显著的疗效揭示了评价、预期、看法等心理活动对行为的关键作用。另一位心理学家阿尔伯特·班杜拉（Albert Bandura）则更全面地观察到环境、认知（包括信念、偏好、期望、动机、自我知觉等）与个人行为三者间存在相互影响、相互作用的紧密关系。无论是建设性的行为，如良好的生活习惯、助人为乐、学业规划，还是不良行为，如吸烟、酗酒、拖延、回避、违反规定等，都是这三者相互作用的结果。行为习得并非单纯由环境刺激或机械操作强化所决定，而是一个以人为中心的学习过程。这个过程包含四个阶段：①个人有意无意地注意到示范者的动作、姿势、表情，例如儿童观察到父亲微笑并温和地与母亲交谈，而母亲则高兴地递给自己一颗糖。②效仿并记忆示范者的行为，即使示范者不在场，其行为仍能产生影响。③将记忆中的示范行为转化为自身行为，并根据反馈进行自我调整，如儿童记住父母的行为后，会模仿长辈的举止去活动，获得赞许后这种行为便成为其与人交往的方式。当然，再现这些行为的准确性会受到学习者观察能力的影响，因此示范者的动作应与学习者的能力相契合。此外，学习者的态度、价值观、兴趣等与人格相关的特征也会影响学习效果，例如老年人在追求正面情绪体验时，如果教授他们网络购物、健身运动等操作复杂的技能，可能会因感到烦恼而放弃。④经过反复强化后的行为，如果能够满足自己的需求或有效解决问题，便会逐渐固定下来。

观察学习可以包含模仿，但并不等同于简单的模仿。在我们的认知还未充分发展之前，行为的学习主要来源于对他人行为的简单复制，这也包括电视、电影、网络等视听信息中的人物活动。虽然人类具有先天自我实现的潜能，能在不良环境或艰难处境中通过自我评价获得积极发展，但对于缺乏鉴别力和自控能力的儿童、青少年而言，成年人良好的言行举止、生活习惯、态度以及对信息环境的净化，仍然是一项具有国家战略意义的系统工程。

第二节　神志病里窥行为

【案例导读】

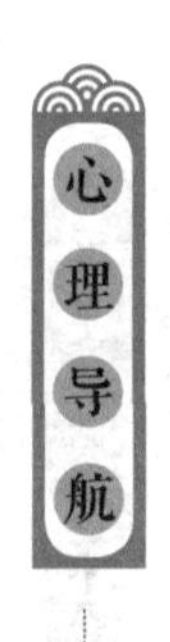

69 岁的郑阿姨被诊断为胰腺癌，病逝后，她留下的心理日记成为珍贵的资料。退休后，郑阿姨热爱运动，坚持早睡早起，注重合理膳食，从不沾烟酒，看似拥有着良好的生活与行为习惯。尽管她曾在工作与养育儿女的过程中历尽艰辛，但在她所生活的年代，这样的经历并不罕见，也并非每个人都会因此罹患癌症。在回忆成长过程时，她的日记里充满了在逆境中求生存的挣扎与牺牲。她的父母在贫困中省吃俭用，努力养活几个儿女；两个哥哥辍学务农，一个弟弟去当兵，全家人都全力以赴供她读完高中。过度的自我牺牲式的孝观念、家人的付出与牺牲，这些都成为郑阿姨心中永远无法偿还的“债务”，也是她常听到的话。后来，父母的病逝更增添了她无穷无尽的愧疚感。正是这种纠结一生的愧疚，塑造了郑阿姨凡事忍耐克己、顺从谦逊且坚韧卓绝的性格。由于缺乏自信，她努力学习，在工作业绩上寻求补偿；她善于自责，因此回避人际矛盾与冲突；她从不拒绝他人，总是尽力提供帮助。在朋友眼中，她是令人钦佩的“好人”。然而，在家人眼中，郑阿姨对人大方，对自己却极尽苛刻：放坏的食物舍不得丢，总是留给自己；衣服补了又补，翻过来穿；床垫破损了，就自己动手往里塞破旧衣物……这种自我苛刻相对应的是压抑，她虽然经常为琐事愤怒，却总是隐忍不发，自己生闷气；她容易紧张焦虑，却总是自我克制，不表现出来；在郁郁寡欢时，她还要努力微笑。只有在私密的日记中，她才会反复追问自己：活着的意义、责任和义务是什么？而这种近乎自虐的行为与患癌，都被郑阿姨归咎为“上天的惩罚”，她认为一切都源于自己对父母和兄弟的亏欠。以至于在病后，她反而产生了一种怪异的解脱感，甚至绝食，以避免给亲人增添负担。

尽管心身疾病是多种因素复合作用的结果，但心理行为无疑是其中最为关键的因素，可将其纳入行为疾病的范畴进行考虑。

一、C型行为

案例中郑阿姨的行为模式被称作C型行为。这种行为习得的最初模板来源于父母应对危机的方式。虽然父母的自我牺牲部分源于时代背景，但作为观察学习的示范者，他们“共生共死”的过度融合模式构建了行为背后的逻辑：压抑、苛责、自我攻击被视为对父母的忠诚，也是减轻愧疚感的唯一途径。另一方面，父母也是文化传统的传承者。千百年来，诸子百家的哲学思想已潜移默化地融入我们的血脉，铭刻在我们的基因中，代代相传。其中，影响最为深远的当属自西汉以来的儒家思想，它无形中塑造了我们的思维方式、处世哲学及道德伦理。儒家思想倡导的仁者爱人、中庸和谐、积极有为以及君子境界，其建设性与积极性显而易见，成为教化道德与行为规范的理想典范。然而，所有事物都具备利弊互易、辩证整合、和谐统一的特征，过度偏向一方也会束缚和压抑人表达情感的能力。特别是对于女性而言，只有贤良淑德且默默承受艰辛，才能获得他人的欣赏与接纳。反之，表达与身体相关的感知和情感体验可能会引发羞耻感，因此，人们习得并倾向于克制，甚至将这种倾向躯体化，最终导致疾病。对男性而言，不能展现出力量就被视为不够有男子气概，因此无论遇到什么困难都得咬牙坚持。

缺乏共同的价值标准与道德规范，无疑会对群体与个人的发展造成不利影响。但是，当这些规范与个人处境相关联并被过度绝对化时，就很容易导致矫枉过正，反而与儒家以人为本、中庸和谐、积极有为的精神相违背，正所谓过犹不及。同时，为了满足补偿心理的需求，郑阿姨自我牺牲式的行为在同事、亲友的称赞中不断得到强化。可以说，心理层面的“自我审判”正是囚禁 C 型行为者的牢笼。因为，在过度压抑的心理状态下，神经和内分泌活动会受到抑制，受损的基因难以得到修复。而自我折磨也容易降低免疫功能，使清除变异细胞的能力逐渐减弱，最终可能导致肿瘤的发生。

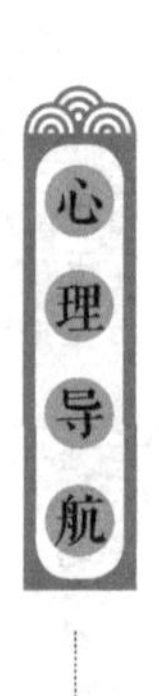

二、A 型行为

高血压、冠心病、脑梗死、心肌梗死等心脑血管疾病是典型的心身疾病，长期以来占据人类死因的首位。这些疾病主要与 A 型行为模式有关，表现为做事急促、语速快且语调高、动作有力、容易激动和发怒。具有类似行为特征的家人、朋友常常成为他们观察学习的榜样。由于效率高，他们常常能获得成功感，因此坚信“有志者事竟成”。他们争强好胜，事业心强，喜欢与人争辩，无所畏惧，超负荷工作对他们来说习以为常，成为被时间驱赶而不断奔跑的人。另一方面，对“磨磨蹭蹭”的失败者的观察使这类人充满担忧，害怕挫折，这反而进一步强化了他们的 A 型行为模式。

事实上，要维持这种“高昂的战斗”状态，不仅需要意志力，还需要神经和内分泌系统的持续支持，以升高血压、增强心脏射血、产生能量，确保活跃的大脑和肌肉能快速做出反应。然而，这种长期的高负荷状态最终会导致身体系统的崩溃。当然，在崩溃之前，人们往往会大量摄取高脂肪、高糖等高热量食物以补充能量，但这又会进一步引发糖尿病、脂肪肝、胰腺炎等疾病。此外，世界卫生组织建议每天摄入的盐不应超过 6 克，老年人则应为 5 克（包括所有含盐配料），因为过多的盐摄入极易引发高血压和脑出血。但对于 A 型行为者来说，这样的摄盐量可能不足以维持他们细胞的高度兴奋性。

三、其他不良行为

尽管人们早已认识到不良行为是致病的根源，如中医学经典《黄帝内经》所告诫的“起居如惊，神气乃浮”，《医家四要·病机约论》也指出“曲运神机则劳心，尽心谋虑则劳肝，意外过思则劳脾……”然而，两千多年过去了，与之相反的健康行为习惯却仍然难以被养成。一方面，满足本能需求的行为往往不需要努力，轻而易举即可实现。例如，吸烟能满足口腔的快感，却使戒烟变得困难重重；酒精入脑，让人晕乎乎地放下伪装，而保持理智清醒则需要耗费心力；晚睡，即便是无聊地看电视、沉迷游戏，也更容易让人感觉在自由支配时间；嫖娼行为则满足了某些不被道德所允许的癖好，即便使用了安全套，人们也往往忽视尖锐湿疣等病毒在身体其他部位也可能存在的常识；虐待与性虐待本质上是将对方“物化”以满足自己的本能，而尊重、珍视他人则需要通过不断的学习才能内化为人格的一部分。另一方面，人的大脑天生具有一个自我奖赏的神经回路，一旦不良行为满足了本能欲求，便很容易建立躯体上的依赖。一旦行为中断或尝试改变，就会感到坐立不安，再次沦为“身体的奴隶”。

事实上，本能欲望本身没有该与不该、对与错之分，只有与具体行为相结合时，才有了是非、对错的评价。我们可以评判、约束、调整自己的行为，却无法压抑、消除本能。因此，关注什么样的人、在什么年龄、什么情境下表现出怎样的行为，对人的发展更有意义。时至今日，人们越来越认识到：心理活动日益丰富多彩，所思所想、所感所忆往往超越现实的边界，柔软、流动、难以把握；而身体的活动则有形、可触摸、相对可控。在心身发展与生存的道路上，我们不可避免地需要借助行为边界来学习如何成为具有自我意识的人，不仅要能够自主选择、决定自己需要什么、如何满足，更要珍视、尊重他人的自主意识。

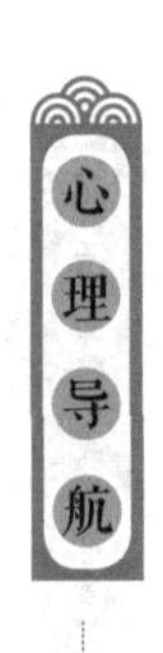

第三节　始于足下行千里

良性行为的建立与负性行为的消除，不仅依赖于环境的改变和行为的训练，更需要内在动力的驱动。“足下”一词，既指代你，也寓意着坚持不懈与身体力行。美国心理学家卡尔·罗杰斯（Carl Ransom Rogers）曾向世人阐明，人能够自主地对自己负责，追求美好的生活，并在相互信赖与合作中发掘潜力，引导自己走向自我实现的目标。

一、顺其自然，为所当为

顺应天地发展变化与人的自然本性，反对束缚与压抑心灵，是道家的核心思想。尽管不同的文化没有优劣、高低之分，但心理学的视角需要聚焦于个人特定的传统观念，以厘清其行为偏离常态的原因。此外，文化只是众多影响因素中的一个方面，并非道家哲学就优于儒学思想。例如，案例中的郑阿姨无法接受生活困境、母亲离世、兄弟辍学等源于时代限制的事实，她压抑愧疚感并将其归咎于自己，隐忍且羞于表达痛苦，因此对待自己的行为过分苛刻。虽然在他人看来，她十分优秀，但这却是以牺牲自我为代价的，导致她反复追寻活着的意义，却又不可避免地陷入抑郁与失落的无尽黑暗之中。

知识之窗

道家文化与心理学

道家思想是与心理治疗结合最为紧密的传统文化形式之一，它成为影响心理治疗最为深远的中国哲学体系。瑞士心理学家荣格曾在多个场合表达过对道家思想的赞赏："老子是一个具有与众不同洞察力的代表性人物，他洞察并体验到了价值与无价值的本质，而且在他生命即将结束之际，渴望回归其本原的存在，复归于永恒的意义之中。这位见多识广的老者的形象，是永恒正确的象征。"德国哲学家弗里德里希·威廉·尼采（Friedrich Wilhelm Nietzsche）也赞誉《道德经》犹如一口永不枯竭的井泉，满载着宝藏，只需放下汲桶，便可唾手而得。而日本心理学家森田正马则借鉴了道家思想，创立了"森田疗法"。

顺其自然并非放纵自我、随波逐流，也不是想做什么就做什么，或者什么都不做。事实上，达到这一理想境界的前提是

“为所当为”，这与儒学积极有为且以人为本的思想有相似之处。为人处世既要识大体、谋大局，拥有崇高的理想和境界，又要遵循自然与人的发展规律。有一位名校毕业的博士，刚入职时因单位的科研条件不甚理想而陷入抱怨和烦恼。数次努力未果后，他开始得过且过、应付交差，感到前途渺茫。尽管他常常用“顺其自然”来安慰自己，却沉迷于网络游戏而无力自拔。偶然有一天，凌晨离开单位的他愤愤不平地敲打已经关闭的大门，摆出一副要与守门人吵架的架势。因为在他看来，这么晚还扰人清梦，对方也必定和他一样愤怒。然而，出乎意料的是，看门的老头还叮嘱他注意安全，并在听到他的抱怨时乐了：“年轻人，20 年来我无数次晚上开门，而你不过是微不足道的一次而已。”这样的对话让年轻人感到诧异，更多了几分好奇。他开始观察这个毫不起眼的守门人，只见他日复一日地在门口迎来送往，却始终心境平和。终于有一天，他忍不住询问原因。老头回答道：“开门、关门就像吃饭、睡觉一样，总比只能吃一次饭、只睡一次觉要好。这些都是现在能做的事而已。”是啊！自己每天穿行来去，就像四季更替一样，是再自然不过的道理。抱怨、放纵岂不是自寻烦恼？于是，年轻的博士开始反思：人只有接纳并投身当下的一切，才能捕捉到顺应自然的心灵自由。人生千里路，莫过于年轻时看得远一点，做可以做的事；中年时，看得透一点，做想做的事；老年时，看得淡一点，做愿意做的事。身处不同的时代或不同的自我发展阶段，会有与之相符的危机与任务。儿时生活艰辛，需要克制节俭，这是顺应那时的自然；中年时努力工作，而非“压缩”自己，也是顺应彼时的自然；老年时享受生活，与内疚和解，才是顺应此时的自然。因此，我们会鼓励青少年追求梦想，不轻言放弃，却不会

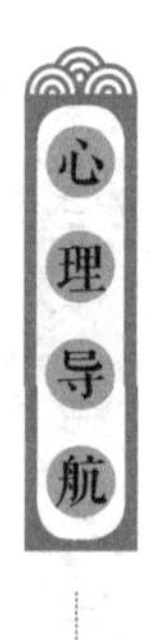

要求老年人力争上游。

二、行为分析，正向强化

依次分析刺激事件、继发行为、行为后果的过程，被称为行为分析。刺激事件与随后发生的行为紧密相连，包括情境、条件等因素，例如被老师当众批评。继发行为则涵盖行为反应、情绪反应、生理反应，如被批评后可能出现的沮丧、愤怒、逃避、攻击行为，以及心率、呼吸、睡眠等方面的变化。行为后果指的是问题行为及其带来的“益处”，例如不去学校、逃课等，这些在他人看来是不良的非适应性行为，却可能让个体从中获得某些“好处”，如不去学校反而能获得更多父母的关注，得以留在家中看电视等。

在使用正向强化法时，重点应放在增加良性行为的发生频率上，而非直接针对上述的问题行为。例如，孩子因被某个老师当众批评而不愿去学校，却很喜欢另一位老师。此时，可以让孩子与这位喜欢的老师通电话、通信，进而鼓励其尝试用新的方式与批评他的老师接触，并且在每次做到时都立即给予物质或精神上的奖励。有一位父亲就曾在孩子每次出现良性行为时及时奖励 1 个积分，第 1 个月每获得 3 个积分就联合老师颁发 1 张奖状，第 2 个月累积 2 张奖状就可以担任孩子梦寐以求的学科代表。类似的方法实际上已被广泛应用于企业运营、单位管理中。

三、示范学习与放松训练

示范学习是行为从模仿到内化的过程。它要求示范者的行为要符合学习者的认知特点与行动能力，并且对学习者来说是新奇而有意义的。示范学习类型多样，现场示范是让人置身于真实环境中，通过观察、体验进行学习，例如掌握社会生活技能和交往技巧。符号示范则是通过电视、电影、视频、录音、文字材料等符号媒介进行学习，如将某人的良好行为表现录制成视频再呈现给其本人，这不仅有利于自我观察，更有助于自我强化。想象示范是通过言语引导人描述行为发生的情境及可能出现的示范者行为，并在想象中由自已来表现这些良性行为。参与性示范则应用于更复杂的行为塑造，学习者在观察示范者行为的同时，也参与其中。此时，需要注意根据学习者的能力分解动作，分步模仿后再将动作连贯起来。

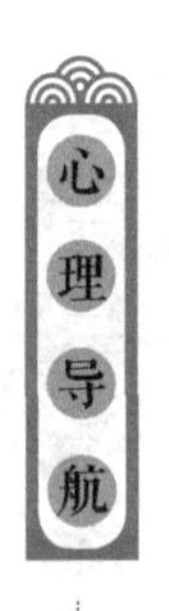

案例链接

参与性示范

国内学者吕静在其著作《儿童行为矫正》中记载：某男孩因极端害怕与人交往，表现出社交焦虑和逃避行为。随后，采用录像、现场模仿及参与模仿的分步方法进行治疗：①向他展示儿童间友爱相处的图片、故事和短片；②经过一段时间的观察学习后，进入现场模仿阶段，实际观察人与人之间相处的真实情境；③引导他逐步从简单到复杂，分阶段参与各种社交活动。治疗初期，示范者参与其他儿童的活动，仅要求患儿陪同并观察示范者的行为；之后，鼓励患儿一起参与一些具有比赛性质的游戏，让他与其他儿童共同享受游戏的乐趣。最终，示范者逐步退出，鼓励患儿独自与其他儿童一起游戏。在治疗期间，该男孩已经学会了与其他儿童一起游戏，虽有时仍有回避行为。经过2个月的追踪回访证实，他已经能够独自参与小伙伴的游戏及其他社交活动，并且能够愉快地独自与陌生人相处。

当然，在学习过程中，我们不可避免地会感到紧张、焦虑，甚至惊慌失措、冲动和退缩。此时，可以反复、有意识地通过放松身体来缓解这些情绪。其基本原理是暗示自己控制呼吸肌或四肢的骨骼肌，并反复利用肌肉紧张和松弛两种状态进行对比观察，以体会什么是放松感，同时集中注意力于心理体验。例如，呼吸放松、想象放松，而相对复杂的是肌肉放松法。

实用技术

肌肉放松法

1. 准备

以坐姿为例。首先，将头和肩都靠到椅背上，胳膊和手自然放在扶手或自己的腿上，双腿平放在椅子上，双脚平放在地上，脚尖略向外倾，闭上双眼，感受舒适的状态。在接下来的步骤中，若感到紧张，请先保持这种状态，并在心里慢慢默数1，2，3，4，5，直至感觉紧张到达极点，然后突然完全松弛下来，体会相关部位肌肉的无力感。务必用心体验彻底放松后的愉悦感受。

2. 训练

先深呼吸3次。现在，左手紧握拳，心里慢慢默数1，2，3，4，5，注意体会感受。然后放松。重复一次，并想象紧张感消失得无影无踪。接下来按顺序进行（以下省略“心里慢慢默数1，2，3，4，5，完全放松下来”的指示）。

（1）第一阶段：右手紧紧握拳，手臂弯曲，肱二头肌拉紧，重复2次。左手紧紧握拳，手臂弯曲，肱二头肌拉紧，重复2次。双臂同时紧紧握拳，手臂弯曲，肱二头肌拉紧。之后注意体会放松时血液流过肌肉的感觉，以及所有的紧张感流出指尖。用力向上抬眉毛，使前额产生皱纹，感受这种紧张感。皱眉头，眼睛紧闭，使劲将眉毛往中间挤，感受这种紧张感通过额头和双眼。嘴唇紧闭，抬高下巴，使颈部肌肉拉紧，用力咬牙。各个部位一起做：皱眉头，紧闭双眼，使劲咬上下颚，抬高下巴，拉紧肌肉，紧闭双唇，保持全身紧张的姿势，并感受紧张感贯穿前额、双眼、上颚、下颚、颈部和嘴唇。注意体会此时的感受。双肩外展扩胸，肩胛骨尽量靠拢，好像两个肩膀合到一起。尽可能使劲地向后收肩，直到感觉到后背肌肉被拉得很紧，特别是肩胛骨之间的地方，拉紧肌肉，保持姿势。再一次把肩胛骨往内收，同时腹部尽可能往里收，拉紧腹部肌肉，紧拉的感觉会贯穿全身，保持姿势。完成这些练习后，深呼吸3次，然后暗示自己同时做：握紧双拳，双臂弯曲，拉紧肱二头肌，紧皱眉头，紧闭双眼，咬紧上下颚，抬起下巴，紧闭双唇，双肩往内收，收腹并拉紧腹部肌肉，保持这个姿势，感受强烈的紧张感贯穿上腹各个部位。放松后，注意体会紧张感的消失，想象一下所有肌肉——手臂、头部、肩部和腹部都完全放松。

（2）第二阶段：伸直双腿，脚尖上翘，使小腿后面的

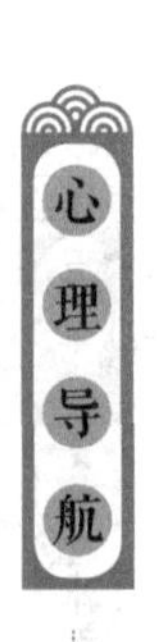

肌肉拉紧。将左脚跟伸向椅子，努力向下压，抬高脚趾，使小腿和大腿都绷得很紧，然后抬起脚趾，使劲蹬后脚跟。将右脚跟伸向椅子，重复上述动作。双脚跟同时伸向椅子，重复上述动作。

完成这些练习后，深呼吸3次，然后使所有肌肉都开始拉紧：左拳和肱二头肌，右拳和肱二头肌，前额、眼睛、颚部、颈肌、嘴唇、肩膀、腹部、右腿、左腿。请保持这个姿势，享受全身肌肉完全没有紧张的惬意之感。深呼吸3次后，活动一下颈部、手腕，暗示自己已经完全学会了放松，然后慢慢睁开双眼。睁眼之前，也可以让患者想象一个美好、轻松、愉悦的情景来强化效果。

【本章结语】

从动物实验、将人类行为物化到回归心理学，尽管心理学的本质是行为学，但它却蕴含人性的温度与思维的深度。习得并非仅仅是模仿或外在刺激的强化，而是自我意识驱动下的主动观察、吸收与实践。心身疾病属于行为疾病的范畴，不良行为的习得是环境与个人心理交互作用的结果。反思文化元素的目的并非制造对立与攻击，而是不断诠释积极的现代元素，勇于直面本能，并尽力通过训练建立适应性的行为方式。因为，我们唯有通过具体的行为，才能触及那柔软的心灵。

（陈嵘　刘海静）

第六章

相识容易相处难——家庭关系及其问题

或许有那么一瞬间，你遥望星河，感慨来来往往间缘生缘灭，熙熙攘攘中心归何处？不可否认，我们的生命源于父母，传承着基因，延续着使命，我们归属于群体，却又独一无二。因此，只要回顾家族三代，便会发现：我们多多少少都传递着几代人的爱恨交织，也必然继承着各种各样的心结，这些心结潜移默化，如流水般更迭。精神疾病不仅是个人的困境，也是家庭关系障碍的反映，更新家庭关系就能逐渐完善自我。

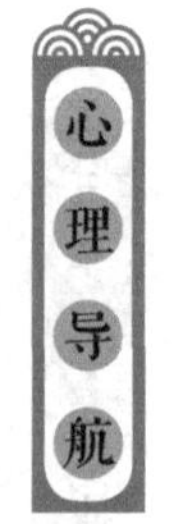

第一节　生于此困于此

德国心理学家亨特·博蒙特（Hunter Beaumont）曾这样描述家庭关系中爱的法则对人的影响：如果一棵树能协调地球引力和太阳牵引力，它就可以自然垂直地向上生长，树杈之间达到均衡，此时它最为稳固。然而，若它无法按照这种常规方式生长，比如立于峭壁上，那么它就会受到风、土壤、重力和太阳之间相互作用的影响，而只能以适应系统所允许的方式生长。这样的树与那些垂直生长的树相比，并无本质上的不足，但可能看起来不够稳固，或许也没有生长在平原上的同类那么高。

两种树都遵循同样的自然法则，但生活环境却对它们施加了不同的压力，而它们都能以自己力所能及的最佳方式找到系统的平衡。

一、觉察系统关系

我们是否有过这样的感受：迫于某个团体的共同观念、规则，而放弃自己的想法或暂时隐藏诉求，甚至慢慢相信团体的共同理念，成为其中一员？没错！这个团体可以是全人类、华人圈、社区、家族，也可以是最基本的单元——家庭。这往往意味着每个人只能诞生于关系并存在于关系中，这就是系统。因此，家庭系统由一系列鲜活的互动关系组成。

（一）系统对个人的影响

在很大程度上，系统关系决定了个人的心理行为。临床心理工作者不断观察到，某些人在治疗过程中与医护人员关系良好，但回到家中或现实社会中却故态复萌。这种情况说明，他们的问题并非自身的问题，而是系统关系在互动、交流中存在的问题的反映。因此，一个里程碑式的理论逐渐形成——将某个人的病证看作他个人的问题是不恰当的。其症状意味着他与周围大系统（家庭、社区、社会）的互动出现了障碍。在个体心理咨询中，所谓的当事人往往是整个家庭功能失调的表征者，是问题关系中“被指认的病患”。只要询问“如果孩子没有心理行为问题，你们的关系会变成什么样子”，就能立刻发现濒临破裂的夫妻关系试图通过孩子来拯救。于是孩子不断表现出症状，以吸引父母的关注，其潜在动机是为了减轻家庭关系的压力、稳定系统。但这并不意味着家庭成员的病证具有积极的建设性，而更像是一种饮鸩止渴的行为。家庭是否觉察并反思这种“饮鸩止渴”的行为是关键，因为它牺牲了个人的自尊、健康、发展、幸福感，是个人对家庭关系的压力不得不作出的反应。

然而，反思并领悟到这一点颇为困难。因为个人在面对困境时，常常归罪于他人。例如，“我为自己的问题奋战了许久，有时甚至是好几年，因而精疲力竭”，于是用诸如“我们没能好好管教他”“我的孩子注意力缺陷”“我的丈夫有疑病问题”“我的妻子性格强迫”“我妈妈太挑剔了”“我爸爸太没有家庭责任感了”等问题来定义自己出现的问题。这些界定把所有的过错都归咎于某个成员，使他或她成为主要问题——制造麻烦的刺激源，而其他家庭成员则是反应者，忍受着痛苦并且/或者被操控。即使是一对陷于冲突的夫妇前来求助，也总是以“他这样”及“她那样”来表述，每一个人都给别人贴标签。这样的交互作用过程使得家人的反应趋于僵化，一心只想着去解决被标定的“问题人”，而不是转换视角建立对“关系改变”有意义的谈话内容。例如孩子想告诉父母“她在同学相处中感觉很糟糕”，而父母却想谈“女儿自卑的问题”。另一方面，只有从改变交流方式、沟通态度等入手促使关系改善，才能最终影响个人。否则个人即使做出调整，也会很快被关系中的压力所控制。由此可见，自我洞察之所以有意义，全然源于在关系中洞察自我。

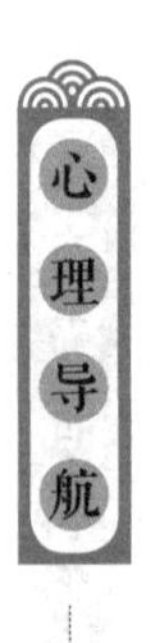

有趣的实验

攻击你可能与你我都无关

科研人员进行了一项实验：将同一只猴子分别置于三个猴群中，其地位依次为第四位、第三位和第二位。当这只猴子处于不同群体时，均给予相同强度的电刺激，该刺激能诱发攻击行为。实验结果显示：在地位为第四的猴群中，它仅攻击其他猴子 1 次；在地位为第三的猴群中，攻击次数增至 24 次；而在地位为第二的猴群中，攻击次数高达 79 次。由此可见，整个系统的互动过程对个人的心理与行为反应具有决定性影响。

（二）循环因果是关键

在系统内部，某种互动模式的固定或变化均是循环因果的结果。孩子虐待宠物，是因为他被爸爸打了；而这段时间，由于夫妻冷战，妈妈回了娘家；冷战的起因是他们再次因琐事争吵，其激烈程度与爸爸降薪有关……通常，原因会导致结果，而结果又会自动成为另一个原因，这就是关系系统中的一个重要法则——循环因果。

案例链接

循环因果

19 岁的女大学生李丽（化名）罹患了厌食症。从单因单果的角度观察，可能的原因是她进入大学后，开始更加注重外形和吸引力，以及他人对自己的看法。受大环境审美文化的影响，她对身材苗条产生了过度的追求，试图通过改善外形来弥补内在的自卑感。而从循环因果的角度观察，情况则更为复杂：李丽的母亲是一位极具保护欲和控制欲的强势女性，由于与一心投入工作的丈夫关系冷淡，因此承担了管教女儿的主要责任。然而，丈夫的教养观念与妻子截然不同，尽管多次尝试沟通，但始终无法达成一致。母女之间关系紧密，但母亲对李丽的态度却极为矛盾：一方面对她要求严苛，稍不如意便非打即骂；另一方面又对她照顾得无微不至，仿佛她仍是一个9岁的小孩。妻子经常在女儿面前抱怨丈夫，导致父亲与女儿的关系日渐疏远。丈夫感到在家中被排斥、受冷落，因此更加倾向于工作和外出会友。女儿患上厌食症后，无论怎么劝说都不肯多吃东西，还变得易怒。医生警告说她的生命安全受到威胁，但母亲对此束手无策，并责怪丈夫没有尽到责任，两人有时还因此发生争吵。最终，女儿选择休学在家，与母亲相伴。在这个家庭互动中，每个成员都能为自己的行为找到合理的解释。但如果仅从单因单果的逻辑出发，个人的理由都显得充分而难以处理。换个视角来看，三个人的行为既是彼此互动的因，也是互动的果，它们在因果互易中不断循环。

二、卷入系统反馈圈

很多父母感叹，因果循环如同“命运”，糟糕的交流总是环环相扣，持续不断，很难“刹住车”。要理解这一现象，需进一步探讨反馈环路。控制者发出要求、指示、命令等作用于接收者，而接收者的反应又反过来影响控制者，这个返回的信号即为反馈，它可以是言语、语气、表情、动作等。当接收者的反应不符合控制者的预期时，便产生了抑制，即负反馈，例如母亲要求儿子早起，儿子却赖床。相反，当接收者的反应符合控制者的预期时，则会加强这一行为，即正反馈，如儿子确实早起，母亲便可进一步提出背诵英语单词的要求。在家庭中，控制者与接收者既指某个人，也代表一种关系对另一种关系的影响，例如夫妻关系疏远会对母子关系产生压力。不过，我们通常通过关系中成员的反应来厘清反馈环路。

（一）谋求改变正反馈

在从众效应中，群体的影响（引导或施加的压力）作为控制者，某个成员作为接收者。当接收者怀疑并改变自己的观点、判断和行为，以符合群体大多数人的方向时，这种返回的信号便符合群体的预期，从而使群体的影响力得以继续改变其他个体。团体凝聚力、文化观念的形成便是正反馈的结果。其有利的一面在于“步调一致”，但不利的一面是个人可能被“压缩”。因此，家庭应考虑成员个人发展的需求，更新规则，以维持关系的活力，如允许青春期的孩子表达自己的想法。另一方面，如果接收者的反应符合控制者糟糕的预期，则会形成大量令人烦恼的恶性循环：无论怎么做，结果都使事情变得更糟。

面对问题家庭，应更新互动模式，采用更灵活的应对策略来改善关系，而不是仅仅“谋求”被指认的病患先被治愈，这才是具有疗愈功能的建设性正反馈。

（二）维持现状负反馈

1. 理解负反馈现象

可以用一个形象的比喻来说明——房屋的供暖系统。当气温降到一定程度时，自动调温器会启动锅炉加热，使房屋的温度保持原先的标准。在这里，“气温降低”是“房屋温度”这一控制者发出的信号，自动调温器作为接收者反馈“加热”——一个与“低温”相反而起抑制作用的信号，促使系统自我纠正。

因此，供暖系统对变化的反应是维持原有的室温状态。

理解了这个简单的例子后，我们便可以类比复杂的家庭关系。如图 2 所示，把家庭关系视为“供暖系统”，控制者是夫妻关系，用 A 来代表。当夫妻吵得几乎离婚时——相当于气温骤降，关系诉求是“升温”以重回原来的样子。如果继续争吵不休，即为正反馈，可能会使婚姻破裂。因此，妻子作为接收者（当然也可能是丈夫）示弱，反馈的信号是抑制这种改变——相当于锅炉给房屋加热，室温开始回升，夫妻争吵暂停，即互动 B。然而，示弱者往往压抑愤怒，类似于温度还没有达到最初的设定值，于是妻子向第三者抱怨、倾诉，如孩子、亲朋、闺蜜等。此时，引起的新互动关系用 C 代表，即妻子继续向控制者（夫妻关系）反馈停止争吵的抑制信号。由于妻子压抑的情绪有了出口，关系暂时重归于好，既没有发生“破裂”的变化，也没有实质性的、有建设性的更新。随着第三者被卷入夫妻亲密关系，例如家庭外的第三人成为“潜在的家庭成员（如外遇）”，妻子与第三者的互动关系 C 也可能反过来作用于夫妻关系 A，目的仍是维系婚姻。当然，被卷入的第三者也可能是孩子、老人等。只要家庭成员间的关系不破裂，室温就能保持，而维系这个“圈子”的动力也就不会消失。

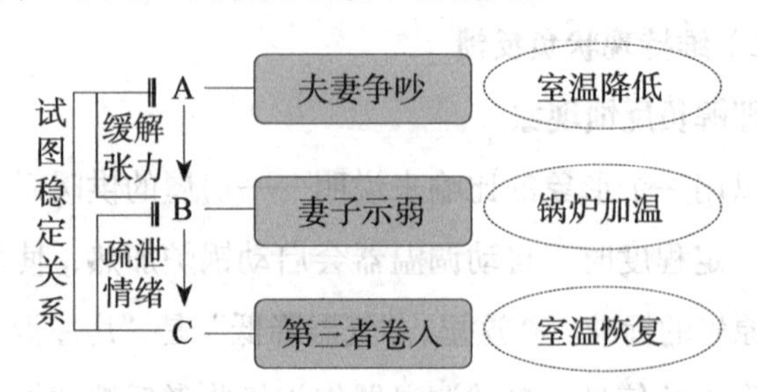

图 2　家庭关系因果循环的负反馈

注：符号⊣代表反向抑制。

在负反馈过程中，若出现过度焦虑、抑郁、强迫行为、药物滥用或心身疾病，则可能超出“供暖设施”的最大承载能力，导致关系终止或需要谋求建设性改变。由此可见，正、负反馈之间总是存在着“危”与“机”的互易辩证关系。

2. 思考正、负反馈的关系

正反馈谋求关系的改变。但接收者出于维护自尊的需求，一开始往往会抵制改变，通过负反馈信息来维持原状。这是离婚、家庭暴力难以在短时间内终结的重要原因。回顾图 3 的例子，夫妻争吵（控制者）的诉求是改变，如进行高质量的心理交流、统一育儿理念等。然而，如果真正有益的改变没有出现，就可能会造成示弱、第三者卷入等抵制改变的反应，似乎只要不再冲突就可以，这种情况被称为“功能失调的负反馈”。最终，一向乖巧顺从的李丽突然开始向父母大发脾气，大喊大叫，甚至拒绝进食，把自己饿到瘦骨嶙峋；母亲因她的爆发和不听劝告而震惊，并开始哭泣责骂；父亲的反应是不断给她讲道理，但结果不仅不能减少她的偏差行为，也不能将她的愤怒压制到维持家庭动态平衡的范围内；李丽的母亲对李丽过分担心、保护和干涉，而李丽反抗的方式则是表现得能力与身体都特别弱，甚至罹患危及生命的厌食症。这些由正反馈引发的无效负反馈，结果适得其反。由此可见，正反馈虽然谋求关系改变，但需要洞察“平静湖面下暗潮涌动”的危机。那么，我们又该如何观察以确认出现了功能失调的负反馈呢?

（三）剩余信息早察觉

交流中的言语和非言语表达，特别是后者，常常隐藏着心理行为的重要线索，被称为反馈信息，即接收者返回给控制者的信号。没有信息互换，彼此就无法建立关系。

有效的反馈信息虽然也会挑战关系的稳定，但能最大限度地满足个人的成长性需求。这意味着它不会以重复、僵化的形式出现。无效的反应则混杂着难以克制的负性感知、情绪、看法、态度、行为，被称为“剩余信息”，例如不断冲突或疏远、空洞说教或不闻不问、症状涌现或压抑情感。看起来每个人都很努力，也有正当的理由，但每个人都精疲力竭。因此，在爱与被爱、尊重与被尊重的家庭关系中，洞察剩余信息就是启发人们去扰动或更新相处模式的关键。毕竟，相识容易相处难。

三、心理家规有界限

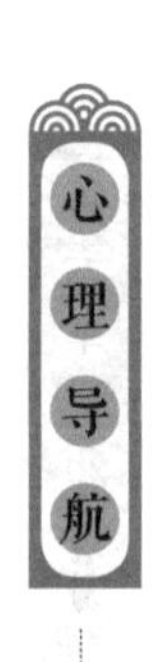

心灵的港湾、休憩的站点，人类发明美丽的词汇来建构内心的安全感，这在于家庭与外界环境之间存在相对封闭的屏障，否则内心就难以获得稳定。封闭意味着形成“家庭文化圈”，以抵御社会变化的刺激和外来观念的冲击，从而能够“扛住风雨”。然而，从恋爱、结婚、养育孩子、孩子离家到成员离世，我们都需要不断从外界汲取彼此相处的知识，学会相互沟通与交流。打个形象的比喻，家庭屏障如同细胞膜，膜内外物质的交换既能维持细胞健康的形态与功能，也可能造成损伤。

那么，由谁来决定哪些信息可以被家庭接受，哪些不能被接受呢？真正起决定性作用的是“家规”。我们使用某些具体、客观的标准来彼此约定，如结婚时的海誓山盟，谁先认错、谁主外谁主内、谁洗碗谁收拾房间等，抑或儿时贴在墙上的行为守则，如回家的时间、孝敬父母、尊重老人等。这些约定在互动过程中被强化或调整，通过惩罚或褒奖，最终习以为常，成为内心的规则。

这一历程会塑造出神奇的效果——一条评判反应是否越界

的“红线”，界定哪些想法可以接受，哪些却不能；哪些做法被认可，哪些则会被处罚；哪些言辞能够说，哪些却是禁忌……然而，随着家庭的变迁与个人成长，以及不同文化观念的渗入，这条红线势必会受到扰动，甚至对家规发起挑战，即原来“被禁止”的反应会逐渐增多。如果不能做出弹性调整，这条红线就会偏移原来的焦点，从具体的行为守则演变为心理禁忌，导致他人稍有不如自己所愿的表现便立刻引发激怒，缺乏“心理边界”。例如，案例中19岁青春后期的李丽，社会化引发了她独立、自主的发展诉求，而母亲定义的规则是“顺应”。当彼此之间没有调整行为反应所能容忍的范围时，双方都不会理智地分析这些要求是否合理，而是因对方僵化的言行举止而烦躁恼怒、郁郁寡欢。此时，个人的行为反应不再针对“家规”的内容，而是聚焦于互动中对方的表情、姿势、态度。一方面，原来有效的家规失去了功能；另一方面，彼此的反应变得风声鹤唳，敏感脆弱。

四、内心关系的人际化

个人在关系中积极努力地做出调适十分重要。我们每个人之所以独特，是因为我们都带着不同家庭的烙印。那种潜移默化的影响只有在夜深人静的时候，才能随着一丝忧愁涌上心头，如鱼儿逆流而上，溯源寻根。而这种放逐四海的感觉，往往是隐隐的、模糊的。或许，我们会因为认为同事吹毛求疵而愤恨不平，这多少有些像父母曾经不能认可自己的样子；来自领导的指责，不禁让人羞愧自责，像躲进地缝里风声鹤唳的少年；孩子的拖拖拉拉，恰恰与风风火火的自我要求格格不入；面对伴侣超理智的说教，忍不住回想被忽略而少关怀的童年遭遇。

洞察自我，很大程度上就是领悟家庭成长过程中内刻于心灵的印记——我与父母的关系在面对某个人、某个特殊的情景时会再次“复活”。

亲子关系像一面镜子，透过父母我们得以感知自己。作为一个事实，世界上没有绝对好的父母。照见感觉良好的一面，我们会变得自信、积极、阳光；照见感觉糟糕的一面，我们可能会变得狭隘、懦弱、悲观。然而，我们往往完全忽视父母在他们自己的成长过程中也有困惑，就像我们自己也不可能一帆风顺。以人为鉴，一方面让我们走出温情脉脉的怀抱，有能力经风历雨；另一方面，过度的挫折、暴力、虐待、忽视却让我们变得脆弱保守。于是，对所有人而言，镜子里总是存在好与不好的自我。随时光流逝，我们就会下意识地把自己感觉糟糕的特征“投射”到别人身上。看！他有多猥琐，我就觉得自己有多豁达；他有多渺小，我就觉得自己有多伟大；他有多卑微，我就觉得自己有多自信；他有多邪恶，我就觉得自己有多正义；他有多低能，我就觉得自己有多高能……当然，反过来也是一样，别人有多好，我就觉得自己有多糟糕。在广泛的人际关系中，我们多多少少会通过这种方式，似乎他人拥有了原本属于我们自己的部分特征，这样我就能感觉从内心驱离了这些恐惧，暂时平静下来。案例中李丽的母亲也曾经无论做什么都不被父母认可，经常感到被嫌弃，因而在母女关系中非常善于发现李丽表现不够好的地方。由此带来的恐惧令她异常忧虑，过度保护又让她深深地感到被厌恶。同样，她对丈夫的挑剔也是早年母亲对自己挑剔模式的外在呈现。

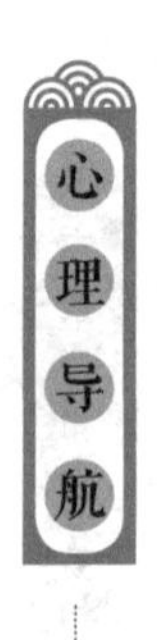

第二节　神志病里关系乱

【案例导读】

20岁的男生钟孝（化名）在一年前离家到另一个城市读大学，却因罹患抑郁症而暂时休学。最初的症状是常常在学校里胃痛难忍，不得不请假回宿舍，或者夜里惊醒后无法再入睡，这些症状反复发作。医院检查后，诊断为轻度的浅表性胃炎，但服药后效果时好时坏。后来，他的问题发展为学习跟不上、情绪低落、无法集中注意力，与舍友的交往也感到困难，对同学的态度过于敏感。曾经成绩优秀的他变得整天忧心忡忡，郁郁寡欢，回避集体活动，认为自己对不起母亲，常常自责、内疚，甚至觉得做什么都没有意思。

一、神志疾病中的家庭因素

（一）症状反映家庭关系

你或许会感到奇怪，患浅表性胃炎的人不少，但为何浅表性胃炎会导致抑郁症，甚至影响正常上学呢？实际上，类似案例并不少见。有些小学生常常早上醒来就肚子疼或头疼，父母迫不得已只能帮他们请假，带去医院反复检查却查不出明确的大问题，但症状就是反复发作；有些孩子在学校突然感到身体不适，老师只能打电话让父母来接走，特别是在考试阶段，这种情况更是频发。这里面当然有各种各样的原因，但追溯之后，多多少少都与家庭有关。

问题家庭的相处模式是神志病滋生的“土壤”。经过询问获悉：钟孝从小主要由母亲和奶奶共同照顾。钟孝的母亲克己内敛，对儿子的照顾可谓无微不至，母子间充满了亲情。而奶奶却非常苛刻，态度恶劣。钟孝的母亲不敢与之对抗，向丈夫诉说也得不到任何理解和帮助，因为丈夫个性独立，与家人情感疏远，一心扑在事业上。因此，钟孝的母亲内心异常痛苦，只能忍气吞声，常常暗自流泪。钟孝看在眼里，十分难过。父母关系的松散导致母子关系过紧，直到儿子 14 岁时，母子才分床睡。这种成长环境塑造了钟孝懦弱、胆小、依赖且多愁善感的个性，使他无法应对大学里全新的人际关系。如何厘清反馈环路，重新界定并适当拉开彼此的“心理界限”，是处理此类心身问题的最大挑战，因为这也是家庭全力抵抗而试图维持的负反馈平衡。

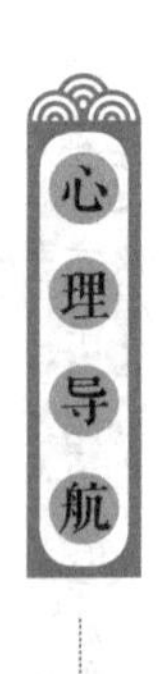

家庭中某些成员间紧密相连，而其他成员又较为疏离，这往往会导致张力倍增。这种张力作为一种刺激源，可引发过度或持久的生理反应，进而导致心身疾病。家庭治疗大师萨尔瓦多·米纽钦（Salvador Minuchin）曾做过实验：人在精神紧张的状态下，身体就会产生大量游离脂肪酸。他在实验中隔着单向玻璃观察父母剧烈交谈时孩子的反应，发现孩子虽然努力克制自己而全身僵硬，但仪器同时检测到该类物质的分泌显著增多。

（二）奇怪的症状并不稀奇

家庭里看似莫名其妙的症状常常反映了关系的问题。例如，某位被诊断为抽动症的 6 岁女孩，一看到父母出现矛盾，就不由自主地发出“呃、呃”的抽噎声，并挤眉弄眼、肩膀耸动。于是在一段时间内，这些奇怪的症状转移了父母的注意力，他们不再冲突，而是“合伙”指责孩子。

在家庭系统中，子女在循环反馈的过程中常常成为神志病的患者。一方面，源于他们缺乏历练；另一方面，作为早期依恋的本能反应，年幼的孩子常常义无反顾地忠诚于家庭关系的需求，而不知不觉被卷入其中。他们宁愿自己挨骂，也不愿父母分离。稍稍长大一些之后，孩子可能渐渐从“自我伤害”中获益，如吸引关注、逃避困难等，但这并不意味着他们的早期依恋感已经消亡。这种依恋感甚至可能与自我获益偶合、强化，并被压抑到连自己都无法觉察的地步。那些冲动、逃学、偷盗、离家出走的孩子，很可能是无效负反馈压力下“最忠诚”的人——他们出于保护父母关系与维持家庭的“爱”而自我惩罚。因此，在关系决定个人的复杂系统内，没有绝对的坏孩子或好孩子，只有忠诚于家庭的孩子。领悟这一点可能会扰动我们的内心，使我们变得更柔软、更灵活。在严格要求行为甚至苛责的同时，我们需要学会倾听心灵的声音、人性的诉求，与孩子们产生情感的共鸣。我想，这也许是恰当的，因为所谓奇怪的症状其实源自家庭的问题。

二、病里家庭察结构

奇怪的家庭结构往往伴随着奇特的现象，对此，米纽钦曾有过描述。家庭结构由看不见的功能需求组成。例如，当母亲要求孩子必须喝果汁，而孩子遵命喝下时，层级关系就此确立。以此类推，在家庭这个大系统中，包含着父母子系统和兄弟姐妹子系统。父母子系统为孩子的福祉而努力，孩子则听从父母的安排，并协调兄弟姐妹间的关系。这种由父母与未结婚的孩子构成的核心家庭是关键所在。只有当子系统内的成员互动良好，既有边界又相互支持时，才能层级分明、共同维护关系稳定，以适应来自外界环境的各种挑战。

目前，随着社会变迁，家庭结构逐渐缩小，传统三代、四代同堂的大家庭慢慢减少。然而，出于某些需求，如照管年幼的孩子、照顾年迈的双亲，或者由于客观条件有限，原生家庭甚至已经结婚的子女会进入核心家庭，这时挑战也就出现了。在这种情况下，核心家庭的夫妻关系应优先于其他关系，居于首位，并需要重建心理边界。

为了建立必要的边界，夫妻需要拥有他们自己的社会心理领域，如家庭外的人际交往、工作等，以建立一个可以相互给予情感支持的庇护所。例如，钟孝的父母交往模式十分僵化，彼此孤立无援，这很容易增加夫妻系统的压力，进而引起母亲与儿子亲子关系的过度纠缠。亲子系统的卷入会替代夫妻系统的部分功能，孩子可能会替代丈夫，满足部分本该由丈夫提供的支持。反之，如果夫妻子系统边界松散，如数次争吵后丈夫选择“情绪截断”，一心扑在工作上而游离于家庭之外，这看似缓解了夫妻子系统的张力，但实际上却进一步造成了母子关系过近。

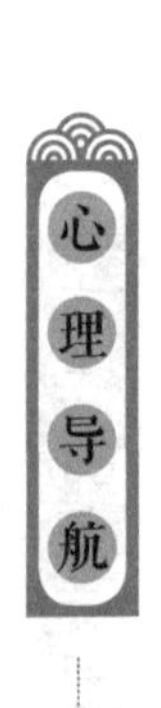

至此，我们很容易领悟：爸爸和妈妈首先应相互支持，其次共同爱孩子，这样三角之间的吸引力与排斥力才能均等，关系才能稳定。调皮的孩子为了满足自己的需求，可能会求助于爷爷奶奶，而爷爷奶奶则可能过多干涉夫妻生活；或者像案例中的家庭，患病的孩子说了算，控制父母，形成“倒三角”的混乱局面。由此可知，当第一个孩子出生后，家庭的组成就达到了一个新的阶段。这时，在一个完整家庭中的夫妻子系统必须分化出来，以履行教导孩子社会化的任务，同时又不能失去作为夫妻子系统特征的相互支持。因此，彼此重新定义边界是非常必要的。父母应既允许孩子接触自己，同时又将其排除在夫妻功能之外。一些夫妇在两人世界中相处得很好，却不能在三人世界的相互作用中取得满意的交流，这正是由于未能及时有效地更新彼此关系的特征。

回顾案例，随着钟孝一家的治疗走向深入，才逐渐拨开结构混乱的重重迷雾。丈夫的不满聚焦于妻子，因为妻子为抵抗愧疚感而持久资助和照顾40多岁的弟弟。甚至在丈夫看来，妻子全身心对待钟孝也是补偿心理在作祟。而忠诚于原生家庭的妻子无力抽身，希望获得丈夫的支持。然而，丈夫在自己的成长过程中备受父母忽略，甚至感到冷漠，从而激起了他独立奋斗、不靠他人的信念。因此，他对于妻子的做法难以苟同，认为这既害了孩子也不利于家庭和睦。如果夫妻关系要么松散、缺乏彼此支持，要么僵化、缺乏灵活的交流，那么受伤害的将是孩子以及亲子关系。

三、病中家庭察传承

为什么功能不良的“三角”在结构混乱的家庭中十分常见？对此，穆里·鲍恩（Murray Bowen）曾有过系统的观察。因为在两人关系中，既要解决共同的问题，又要满足个人的诉求，这必然会制造很多焦虑情绪。当这些情绪难以化解时，就会形成牵涉第三者以疏解压力的引力。同事、同学等人际关系没有夫妻关系复杂，因此相对容易应付。而夫妻之间既要满足性欲又要超越本能；既是亲密合作的同事又是释放压力的亲人；既是肝胆相照的朋友又是彼此竞争的对手。因此，婚姻关系的生命力体现在促进个人认识自己、完善自我，并从中获得成长。然而，经原生家庭影响而成熟程度近似的男性和女性总是彼此吸引，很像“照镜子”的两面，以便能够从对方身上感知到自己的存在。与差异较大的人在一起时，人们往往会感到低自尊而无所适从，不知道如何持续交往下去。例如，颇有眼缘的两个人步入婚姻殿堂之后，一方希望被接纳而另一方也恰恰等着被关怀，彼此无法提供强有力的支持。进而，他们可能会孕育一个孩子或恋上一个第三者来缓解“二角”压力。这也提醒那些准备卷入他人婚姻的人，问一问自己：真的为“牺牲”做好准备了吗？

孩子卷入不够成熟的夫妻子系统中，势必会承受较大的家庭焦虑。在这样的家庭里长大，孩子必然会继承原生家庭的反应模式。就像钟孝的父亲后来谈到的那样，冷淡的家庭氛围让他难以理解妻子；而母亲则被愧疚感折磨，对丈夫的做法难以释怀。尽管人们会理智地抵抗令自己感觉厌恶的东西，但是关系的吸引力还是很容易把他们塑造成自己当初最不愿意成为的人，这就是代际传承。

第三节　扰动关系调自己

专业人士的介入仅仅提供了一种可能引发建设性改变的正向反馈视角，而最终是否能如愿以偿，还需家庭关系中的每位成员共同努力。首先，我们必须承认一个显而易见的事实：我们无法选择自己的父母，当问题出现时，相关事件已成为历史。然而，回顾这段历史却是开启一段健康新旅程的前提。毕竟，过去决定了现在，但并不能决定我们的未来。

一、从历史走来

作为第一个阶段，我们要分 3 个步骤完成（表 5）。

表 5　第一阶段做什么

步骤	做什么	目的
第一步	评估自己的症状，特别是奇怪而重复的	明确自己在关系中的反应
第二步	画出循环因果的反馈环路	明确角色及其与家庭互动的关系
第三步	联想早年生活、询问各自的家庭	显露原生家庭的代际传承与家庭结构

（一）自我评估第一步

一方面，要勇于面对自己；另一方面，要收集心理行为资料，以备进一步分析或为心理咨询奠定基础。例如：①我好像失去了工作和学习的动力，整天只想躺在床上刷手机；②我总是反复检查门窗是否关好，反复洗手无数遍却仍难以确定是否洗干净；③我总是容易与某一年龄段的老师、领导发生冲突；④我总是无法与伴侣搞好关系，每一段关系都以筋疲力尽而告终；⑤在关系中我总是讨好对方、委屈自己，拒绝的话难以说出口；⑥我常常感觉人生无意义，尽管也没有什么特别的事情发生；⑦我认为应该给孩子高质量的陪伴，但实际上，孩子一叫我陪，我就异常烦躁。你也可以问问自己，是否也像李丽或钟孝一样，为了家庭关系不破裂而成为患者？是否自己的父母也像传统那样，把亲子关系放在了夫妻关系之前？我是否被夹在了父母之间，被拉扯得动弹不得，成为患者似乎是我唯一能反抗的方式？

（二）画出反馈环路第二步

这是一个难点。需要你对照前面的知识，以及重复出现的症状（即剩余信息），选择一至两个因果循环的反馈环路画出来，并不断修改、完善，最终确定自己在家庭关系中的角色，以及评估是否发生了功能转移。例如："母亲与父亲冲突→母亲悲伤难过→我安慰母亲→父母疏远→我与母亲共生（像小时候）→我替代父亲的部分功能"。最终问一问自己，我的角色变成了什么？谁最应该去"安慰"母亲？诸如此类的反思并界定自己在家庭关系中的"功能角色"，虽然不免有冷漠的嫌疑，但其目的在于把个人的焦虑、抑郁以及强迫等从彼此相处的"禁锢"中解脱出来。尽管很多时候你仍然会被卷入，去安抚、共情某人，但这种努力是有意识的、相对理智的，从而减少病证的发生或减轻其程度。就像案例中每个家庭成员最终领悟到的那样：不再依靠糟糕的情绪联结，而这并未阻碍他们感受彼此被关怀。

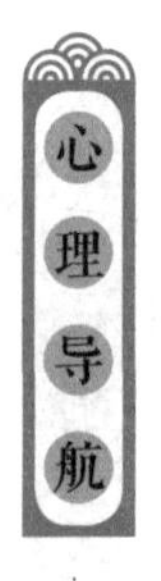

医生有话说

给患者家属的建议

当某个家庭成员罹患精神疾病时，这往往会对家庭关系构成挑战，使家属感到无所适从、角色混乱，甚至可能采取不恰当的应对方式。因此，我们建议：①支持并不等同于直接帮助，倾听与理解才是对患者最重要的支持。②与患者相处时，应关注其作为人的身份，而非仅仅关注其疾病。你可以是患者的妻子、母亲、父亲，或是肝胆相照的朋友，但不必扮演医生、护士或心理咨询师的角色。③应通过正规渠道学习并了解疾病知识，但避免用疾病来解释患者的所有表现与行为。④用实际的行动来解决现实问题，例如，如果患者吃完药后感到困倦，就为他盖好被子，让他好好休息，而不是追问为何困倦。⑤陪伴并不一定需要滔滔不绝地说理，因为说教往往代表不理解，而理解才是关键。⑥诊断或服药情况应在家庭内公开，陪伴患者就诊、帮助挂号、拿药等实际行动比任何言语都重要。⑦患者所服用的药物是治疗疾病的，并非毒品，相比抽烟喝酒，对患者更有益。因此，应将疾病的治疗交给医生，心理困惑交给心理咨询师，而患者仍然是你的家人。⑧避免非此即彼的绝对解释，对错、好坏并不重要，重要的是做当前可以做的事情。⑨做到以上这些并不容易，你可能会产生各种联想、担心或不满，这都是正常的。因此，应学会处理自己的情绪，而不是试图去“搞定”患者。只有让身陷纠葛的陪伴者在保持一定“心理边界”的基础上，保持清醒的洞察力，才能采取确实有效的解决措施，而不是“用困扰去解决困扰”。

（三）厘清代际与结构

可以学习使用家庭图谱与结构图。这需要你进一步阅读“下篇第五章”。

二、从现在走出来

每个人在成长过程中所形成的观念、看法、信念，界定了我们如何思考、如何行动，这构成了个人内化的文化系统。为何称为“文化”呢？它并不简单等同于人的文化程度，而是由某一阶段、某一时期的社会影响所塑造的观念。事实上，所谓的家庭规则、自我要求与生活标准，甚至某些看似坚定不移的正确理念，恰恰是文化标定的结果。例如，若你被教导要成为“虎妈、虎爸”，就必然会有另一种声音责备你“应当完全放手”，从而影响家庭规则。再如，绝对不能对家人说“不”与个人自由表达的需求之间的冲突；有个性就意味着必须与父母对着干，而心理学又指出孩子的逆反程度恰恰反映了父母的逆反程度……此时，每个家庭成员都有必要坐下来共同讨论，因为任何绝对的观念都忽视了系统中复杂且相互影响的循环互动，都可能导致僵化刻板的交流模式。一个较具建设性的应对策略是将思想与行为区分开来。承认他人有表达思想的权利，在态度上保持倾听，通过情感共鸣与接纳来修复破裂的关系，然后协商可行的行为方式。因为对于那些真正有害于个人发展的行为，大多数人都能理智分析并认同，只是由于交流时彼此的态度所传递的非言语信息，容易激起强烈的反抗。说得太多而听得太少，是现代人家庭问题频发的主要原因。

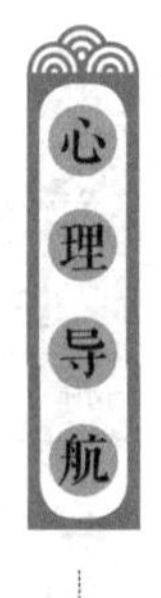

至于如何灵活调整家规，改变叙事方式、重构问题，摒弃缺陷心理学的暗示而采取积极干预，请继续阅读“上篇第七章”和“下篇第六章”。

【本章结语】

相识容易相处难，难在个人在理解自身问题时，往往仅将问题视为个人的问题，忽视了对家庭背景的理解以及对系统资源的利用。培养出系统的视角，或许能帮助我们在错综复杂的关系困扰中，相互触动，看见希望。

（陈嵘　兰戎）

第七章

为爱消得人憔悴——关系联结及其问题

人类创造了各种理论，却又常常成为这些理论的“囚徒”。爱的感觉、观念、欲望、情感、行为等，心理学用心理过程来解释爱；爱的责任、义务、权利、价值等，社会学则用其理论来解释爱；而获取爱与付出爱的能力，则被人格结构理论所解释……有多少种理论，就有多少种对爱的诠释，而爱本身是一种自古有之的现象，甚至在人类语言文字出现之前就已存在。然而，你又无法全然拒绝这些理论，最终每个人都会接受某些理论的影响。不仅爱如此，所有从人类生活中抽象出来的概念，如婚姻、家庭、教育、性……都是在关联性思维下被赋予意义的内心现实。

第一节　关系的爱与被爱

打个比方，爱的存在本身就像“月球”，而对爱的解释则是指向月球的手指。爱并非由理论创造，但理论会指导你如何体验、观察、认识爱的现象。因此，爱的心理冲突实质上是理论选择性的冲突。

一、爱的关系

个人期望从关系中获取爱，这便是爱的关系。我们用关系的因果循环、互动反馈、沟通方式、交流质量来构建爱的框架，从彼此的反应、行为中感知自己是否被爱。你喜欢我、欣赏我、期待我、悦纳我、愿意付出满足我，这些不同的词汇具体化了不同的感受。被爱的体验被储存下来，关联出看法、归纳出观点，并用于评价他人和自己。对自己的评价逐渐勾勒出被爱过程中自我的形象，如自信、优秀、成功且魅力无穷，充满愉悦、自尊、价值与幸福感。这种感觉使我们相信自己有表达、付出爱的能力，并愿意为此承担风险、责任与义务，以保持、获取更多被爱的体验。

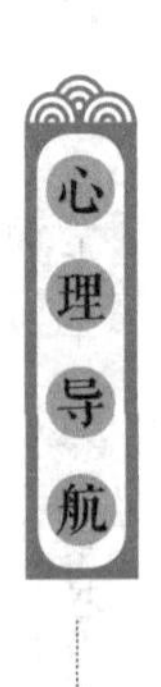

爱与被爱的感觉是在心理行为过程中相互作用而建立起来的。与母亲乳房、皮肤的相依相恋启蒙了人类的爱，这种爱是看得见、碰得到、摸得着的，是物质化的本能索取，无须过多思考。无私伟大的母爱使我们天生具有更多获取与更少付出的倾向。关系满足了我更多的需要，我就付出更多；满足的少，付出也更少。这注定了在成熟异性的交往中，会有更多精神层面的需求难以满足，从而成为婚姻的动力。暂时满足之后又有新的需求，我们在甜蜜与痛苦中品味着个中滋味与各种别扭，也逐渐看清了自己。成长过程中缺乏被爱与爱的经验，爱的能力也就低下，像一个空洞，等着有人来填补，甚至可能导致行为夸张、扭曲，行动退缩而内心细腻敏感、脆弱猜疑。要知道，虐待与受虐的心理动力本质上是一致的，于是人们可能浅尝辄止、不断调换新的关系，或压抑、变形爱的体验与行为。进入一段关系，哪怕每周一个新关系或持续糟糕的关系，也比没有关系好。似乎爱的关系或不爱的关系，关联的都是自己。

主流文化假定爱的心理行为主要受理性思想掌控，以便能够赋予爱更多积极的元素。然而，情况却并非总是如此。孩子长到两岁或两岁半时，父母需要重建亲密的夫妻关系，共同养育这个“第三者”，而不再像“二人世界”时那样彼此黏着，但又要比孩子刚出生时更紧密。这样，孩子才能摆脱母爱的束缚，青春期的逆反也就不会太强烈。反抗、逃离对长辈的依赖，自主感才能建立起来，否则孩子将永远无法成长。孩子有多依赖父母，父母就有多依赖孩子。关爱太多是一种控制，不允许对方拒绝。在这样的环境里长大，爱的体验越多，被控制的体验也越多，爱的能力越脆弱。因此，在情爱关系中一有风吹草动，孩子就会立刻风声鹤唳。其实，对关系的控制只是为了掌控脆弱的自我。所谓“保护你、照顾你、跟踪你、打你、骂你，都是为你好”便是如此。马先生在走进咨询室之前，一直想不通为何自己全身心付出，甚至冒着被单位开除的风险一心照顾妻子，而妻子却要离婚。另一个访客在遭受冷暴力、丈夫外遇的折磨后，即使患了抑郁症也要找各种理由为对方开脱，直至女儿拿着刀横在手腕上威胁说“不离就死给你们看”，才决定让咨询师介入。这两个看似截然相反的境况，本质却是一样的。爱的关系不是控制，但控制的关系最常被误解为爱。

爱的挫折导致爱的能力缺乏，爱的能力缺乏又导致爱的挫折，说不清何为因何为果。与其说被关系伤了自尊，不如说自尊映射了关系，因为“爱的关系”使关系里的个人有太多的关注与诉求。轻者可能感到羞耻难堪，重者可能愤怒恼恨，甚至诋毁攻击、实施冷暴力或热暴力。爱有多销魂就有多伤人，恨不是爱的反面而是爱的衍生品。一位母亲带着有品行问题的孩子前来咨询，她离婚6年来一直严禁孩子与父亲见面，不断重复抱怨前夫的种种不是，咬牙切齿、恨之入骨，以至于无法开始新的生活。

二、关系的爱

爱的关系若将满足个人需求置于首位，可能会导致两种极端：要么过度索取，以填补自己曾经的缺失；要么过度付出，以试图控制对方。这两种情况都会造成关系失衡，使人无所适从。而真正的爱的关系，应尊重关系本身，将其置于个人索取之上，并积极遵循关系运作的法则。其中，最具洞察力的事件之一，便是德国心理学家伯特·海灵格（Bert Hellinger）在家庭系统排列中所揭示的神奇现象（详见“心灵导读”）。

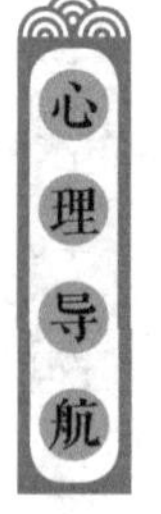

心灵导读

家庭系统排列

历经25年的观察研究，海灵格最终创立了独特且魅力无穷的家庭系统排列方法。在系统动力的直觉引导下，求助者审慎地遵循内心的指引，选出他人来代表自己的家族成员。这些代表者无须任何解释，便自然而然地移动到不同的位置，或躺倒，或远离，或相互紧贴……这些动作完全不受他们自身意识的控制。通过这些角色心理序位的排列，求助者能够自然而然地感受到自己真实家族情感动向的全貌。最后，再将求助者安排到其应在的位置，让他们通过体验式的方式，涌现出面对死亡、分离、疾病、疼痛、虚无等生命重大议题时的真实感受。伴随着尊重与接受的仪式（如鞠躬、呐喊、表达等），求助者能够重新接纳那些被驱逐出内心秩序的人，只要保留爱的位置，就能与自己黏着的情感分离。家庭系统排列是一种深入心灵的治疗方法，海灵格的著作在德国畅销，并被翻译为多种文字在全世界出版。即便年逾耄耋，他仍受邀奔走于世界各国，进行演示、指导、训练大学教授、医生、辅导老师、社会工作者、企业顾问等人员。如今，很多人正在世界各地分享他的心得和方法。

（一）尊重爱的秩序

家庭系统排列揭示了关系对人的深远影响：参与者缓缓移动，被带入一种可感知却难以触摸的境遇。那些躯体与心灵的体验式涌动，是前所未有的奇妙体验，它们仅在此刻此地存在，却又隐隐约约、时时刻刻地持续着。这些感受似乎难以用喜悦、平和、痛苦、悲伤等词汇来准确描述。那股强大的力量缓慢地包裹、推动着一切，超出了个人经验或既定理论的解释范畴。这一现象表明，“个人只有尊重并顺应家族关系的自然动力，才能获得爱与被爱的体验”。

系统的影响力源自亲族多代成员间的联系，即“对平衡的需求”驱动并引领着系统中的每个成员。因此，情感动向往往不受理智分析所左右，为了达到系统平衡，成员们可能会做出一些看似不合情理的行为，就像旋涡中转动的尘埃一样。海灵格将这种关系命名为“爱的秩序”。

（二）建立关系的平衡

爱的秩序可以被感知，却难以用理性去分析。因为当我们解释了存在的现象后，剩下的就只是解释本身了。就像人们确认了月球的荒凉，却无法阻挡嫦娥奔月这一传说在人心中的凄美映射。为此，我们需要暂时将自己从某种理论的“囚笼”中解放出来。

1. 遵循时间顺序

爱的序位隐藏在时间之中，家庭结构的层级也同样如此。时间安排着一切，无论是系统中最早出现的人，还是日后到来的人，以及先发生的事物，都具有其特定的优先权。就像人类，虽然看似主宰一切，但实际上只是地球上的匆匆过客。病毒在30多亿年前就已在此驻足，对自然失去敬畏，就失去了生存的权利。那些逝去的亲人并未真正离开我们，他们应得到尊重；夫妻关系应优先于亲子关系；第一个出生的孩子也应得到尊重。牵连纠葛、松解疏离都源于我们抗拒时间的安排，没有在内心给予他们恰当的位置。而尊重并不等于过度紧密，它是有边界的珍视与接受。值得注意的是，系统与系统之间的关系却截然相反：新的系统优先于旧的系统。例如，与原生家庭相比，目前的家庭更应被重视。这样的结论看似与结构论、代际传承论不谋而合，但我们并不清楚爱的序位是如何赋予时间力量的。事实上，无须分析，它自然就在那里。

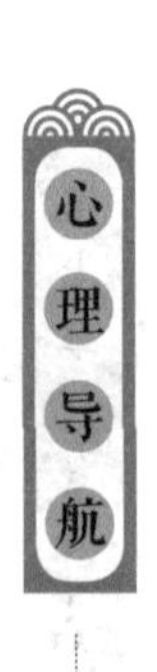

我们经常困惑于那种盲目的、不受理性思维控制的爱。这源于我们自认为可以通过说服、努力或爱来驾驭秩序，但事实上，秩序早已被排定，爱并不能取而代之。只有回归、领悟并尊重秩序，我们才能实现所渴望的安宁与和谐，无论是对自己还是对我们周围的人而言。爱的流动只有在秩序中才能成长，就像种子需要安置在泥土中才能生根发芽一样。例如，如果母亲爱孩子胜过夫妻关系，无论出于何种理由（如丈夫不好、有了外遇等），都会阻碍情感的正常流动。反之，只有尊重并保留任何成员在家庭中的“心理序位”，母子之间的黏着才能得到松解，爱才能自然流动。由此可知，离婚后任何一方所组建的新婚姻关系都应优先于旧的关系。尊重时间的安排，才能为自己留下足够的心理空间。

2. 遵循动态平衡

付出与接受是否平衡是亲密关系中幸福感构建的基础。如果某一方只有付出，尽管这种自我牺牲可能被很多人视为善良、负责任的表现，它也会制造出过多的道德压力。因为谁富有道德感，就会在关系中处于更优越的地位，进而强迫接收者不断面对低自尊、忍受内疚。例如，如果妻子或丈夫因某些原因被过度照顾，而自己却无法给予同等的回报，就更容易丧失内心的自由而被牢牢地捆绑在一起，导致关系的张力增大。反之，过度索取也会让对方感到痛苦。因此，少付出则少接受，多付出则多接受；施与受都需要对等，以维持在一定的限度内。否则，任何一方都难以忍受这种不平衡状态而不得不选择离开。而且，有活力的亲密关系还需要能够平衡彼此之间的伤害。因为争吵、指责本质上来说是彼此调整关系焦虑的方式之一。世界上所有高质量的亲密关系都伴随着冲突。而冲突之所以构成威胁，全然在于其程度超过了关系可以容忍的极限。这种极限因个体成长经历的不同而有所差异。

由此可见，“关系的爱”大于单纯的爱。用关系来解释爱的现象，有别于此前“关系决定个人”的心理机械论，它显示出更多尊重、理解、接受等个人化的色彩。而把个人真正带回系统、融入意识与关系的大师，莫过于下一节即将出场的萨提亚。

第二节 神志病里爱困难

【案例导读】

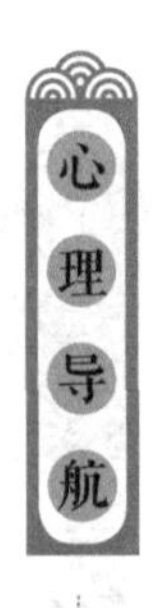

朱阿姨虽然事业成功但也为此付出了很大的代价。长期伏案工作，腰肩关节慢性疼痛；做事果决、风风火火，后罹患高血压而终身服药。丈夫因管理公司不得不经常应酬，教育、照顾女儿的事务大多由自己承担。然而，刚上小学五年级的女儿做作业磨磨蹭蹭，经常到凌晨，怎么催促都没用。不做作业时母慈子孝，一做作业鸡飞狗跳。该说的说了，该讲的也讲了，该骂的也骂了，这要是到了中学可怎么得了？操碎了心的朱阿姨此前也求助过心理咨询师，尝试过画出循环反馈图、改变不合理认知、放松训练，可事到临头却忘到九霄云外，忍不住咬牙切齿。

家庭中看似琐碎的小事通常只是冰山一角。爱的体验、认知建构于具体的事务中，以小见大、见微知著。

一、内在冰山不冰冷

这个影响着我们感受爱与被爱的内在系统，像一座漂浮在水面上的巨大冰山，却富有人性的温度。萨提亚提出关系中个人的隐喻包括七个层次（图 3）。

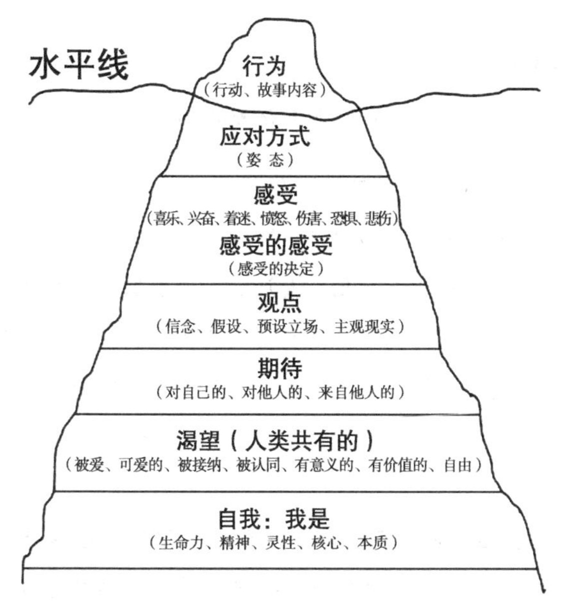

图 3　萨提亚内在冰山示意图

能够被外界观察到的行为表现或应对方式，只是显露在水面上的很小一部分，而隐藏在水面之下的则是更为庞大的部分，它由长期被压抑且常被我们忽略的元素构成。大多数体验都潜藏在行为之下，是内在而非外在的显现，就像机体的各个器官、组织、细胞一样，它们时刻在相互关联、相互作用，形成一个有机而整合的整体。某个或某几个部分的变化，往往会引发其他部分乃至整体的变化，这种变化在家庭沟通的过程中尤为常见，它要么促使个人与关系更加融合，要么导致割裂。体验这些变化，也就能洞察生命“冰山”中深藏的感受、观点、信念、期待、渴望及自我。

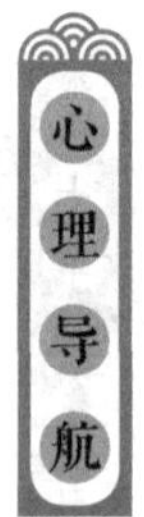

案例后续

朱阿姨的内在冰山

女儿做作业时朱阿姨督促困难，双方关系紧张，这是第一个层次——行为和故事，即能被观察到的行为表现或应对方式。朱阿姨指责女儿，女儿则表现出抵触，这是第二个层次——应对模式，即双方习惯化的反应。试图消除不良体验却反而更加生气，这属于第三个层次——感受，具体表现为着急、生气、担心等各种情绪，以及对这些感受的进一步判断。

“学生应该把学习放在第一位；放学后就应该赶紧完成作业；明明可以很快做完作业早点睡觉，却偏偏要拖延；睡这么晚明天肯定起不来；睡眠不足必然影响第二天的学习效果；熬夜一定对身体有害；因为作业占据了大部分时间，导致阅读、练琴都无法进行；小学作业就拖到凌晨，中学岂不是更无法应付；自己的孩子为何不如别人的孩子省心”。这些都是朱阿姨的观点、想法、预设和信念，属于第四个层次。

第五个层次是期待，如期待孩子回家后能抓紧时间做作业，然后练琴、阅读，并在22点前睡觉；期待自己能有好办法督促孩子，同时自己少发脾气，做好妈妈；期待丈夫能帮自己分担；期待咨询师能告诉自己如何教育孩子。

第六个层次是渴望，如渴望自己是个好妈妈，有力量、有能力掌控局面，有价值，渴望被尊重，渴望跟孩子和丈夫有爱的连接。

第七个层次是自我，即对自己的总体判断，在这里表现为焦灼而无力。

日常生活的困扰，如小孩拖沓、家务纠纷、规则变化；关系的紧张，如冲突疏离、纠缠截断、破裂重组，这些都与内在“冰山”水平线下的多层次互动紧密相关。通过有意识的现场沟通，成员间的交流过程不仅是认知行为的信息反馈，更在涌动中塑造着个人的自尊、价值、自由、意志及其与生俱来的生命力。

二、爱的沟通形式多样

在人类出现之前，生命体之间就已存在本能的沟通，而爱与被爱只是文化构词的一种修饰。不可否认，沟通形式的多样化——语言、文字、体态、姿势、行动，以及感官体验的多重解释与赋义，极大地丰富了我们的心理体验。然而，这也使得一些原本并非困扰的事物变成了困扰。例如，动物舔舐幼崽是本能的爱，而人类却需要温情脉脉的亲吻来区别于简单的哺育行为。人类不仅能发现问题，还擅长创造问题。

案例链接

非言语也是爱的沟通

一位母亲期望咨询师能帮助她的孩子——那个因挤眉弄眼、四肢扭动、哭闹不休而被怀疑患有多动症的儿童。我们可以运用许多熟知的经典理论来解释孩子或母亲的问题，或者构建一个关于关系沟通不畅的复杂框架，但这样做往往只会带来更多的困惑与迷茫。如果认知解释对儿童真的有效，那么我们应该能够迅速地将他们引导至成年状态。我要求母亲这样做：紧紧地拥抱孩子，无论孩子如何挣扎、扭动、哭泣，都不要说话，直到孩子筋疲力尽，瘫软在母亲的怀里……然后，轻轻地、温和地抚摸孩子的背和胸口，最终让孩子自然地进入梦乡。几次之后，孩子的多动症状竟然奇迹般地消失了。当母亲询问原因时，我只想说，具体的归因并不重要，因为人与人之间的沟通，最初就是从身体接触开始的。皮肤，毕竟是我们最大的感觉器官。

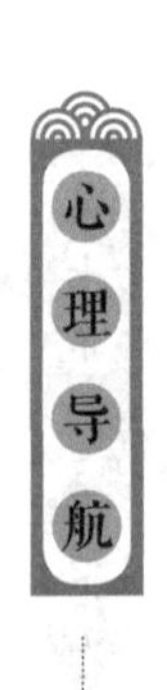

（一）沟通：一种本质现象

我们可以从信息传递、人际反应等角度来定义沟通，但任何定义都无法完全捕捉沟通的全部内涵。内在“冰山”的运动过程，即是一种沟通，这种沟通在学会说话之前就已存在。声音的强弱、光波的疏密、皮肤的接触、呼吸的频率、举手投足……这些都是清晰而明确的沟通方式，无须猜测。然而，随着自我意识的发展，各种与价值感相关联的定义逐渐被衍生出来，并在家庭及更广泛的人际互动中，塑造出个体的自我认知。

一位女性朋友在决定成为母亲之前，她的外在行为是挤出工作之余的时间，聆听各类讲座，阅读繁多的育儿书籍，但内心却充满了忧虑。她尽力消除这些忧虑，这是她对自我感受的一种决定。她坚信母爱应无私无畏，不能掺杂一丝犹豫，这种观念支撑着她的决定。这源于她感觉自己童年不幸福，因此满心期待能成为一个好母亲，以弥补生命的遗憾。这种关联性的解释让人感觉合情合理，描述也足以引发母性的共鸣。她反复询问：“孕育、怀抱新生命，我该对他或她讲些什么呢？”她拿出笔记本，上面密密麻麻地记录了要对孩子说的话。她甚至想先打个草稿，拿给心理专家考评，通过后就仿佛获得了一个

“母亲资格证”。然而，我的回答让她领悟：爱与被爱的沟通，是不能被事先清晰定义的。事实上，我们对事件的理解与真实发生的事件往往并不相关。在成长过程中，对我们影响越深刻的人，越不需要与我们进行清晰的沟通。知识是说得清的，但爱并不等于知识。因此，从婴儿、儿童到成年，我们对问题含义的理解，可能并不是说话者原本打算表达的意思。这导致我们在关系中不断出现冲突、情绪及难以表达的情感，从而限制了我们的自我价值感。例如，当母亲生下第二个孩子后，丈夫失去工作四处求职，母亲不得不忙于生计，而把小的孩子交给大的孩子照顾。小的孩子自然会基于自我感受，轻易得出一个结论，“我是最不被父母待见、最没用的”，进而形成低自尊。由此可见，语言技能出现后，我们更容易受到他人的影响。因此，任何一种沟通都包含语言和非语言两个方面，而关联情感体验的主要是非语言部分。

（二）沟通：一种生存反应

言语信息与非言语信息有时相互矛盾。例如，爸爸说着“你可以自己做出决定”，却提高了嗓门、目光轻蔑、伸指威胁，非语言信息对抗着语言内容。这会使我们一方面怀疑信息的可信度；另一方面被迫在两类信息之间做出选择。开始的时候，我们往往会同时吸收这两种信息，这不仅丰富了我们的信息捕捉和解读能力，也让我们吸收了言明或未言明的家规（见上篇第六章）。原生家庭中习得的家规都会表现于所有人际交往中，如“我们家的人从来不会在家庭以外讲自己的私事”“我们从来不批评自己的母亲”“如果我们认为别人没有什么可以给予我们的，就不向他们要求什么”“孝顺父母是必须的，并且孝不如顺”“孩子没有发脾气的权利，长辈才有”“我们从来不表达爱，除非有人做了值得大家那样做的事”等。

家规掌控着沟通的方式，规定着什么是可以看的、什么是能够听的、什么是应该感受到的、什么是可以评论和质疑的……当我们还是孩子的时候，这些规则具有生死攸关的重大意义，因此我们不得不信服和尊崇。对孩子来说，违背这些规则会让自己陷入剧烈的恐惧之中，担心不再被爱甚至被遗弃。长大之后，我们自然会认为必须取悦他人。当感到愤怒时，内在冰山水面下潜意识会告诉自己：“我不能让自己表现出愤怒，因为我的家规不允许这样。好人是不会愤怒的，我必须做一个好人。”于是，我们只有说“我很好”。能呈现的部分就只能是冰山一角，而大部分真实的自我——不满、抗拒、自觉糟糕——则隐藏起来，暗潮涌动。

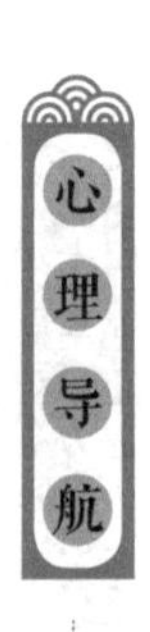

每一种防御性姿态都隐藏着每个人对自我价值感的诉求。无论发生在恋人、亲子、朋友之间，还是家庭、单位、公司、生意场上，所有关系都以爱的感受和信任为基础。一旦某事引起质疑，这种爱和信任是否真实，就会立刻激活我们求生存的反应模式。而隐藏在生存问题背后的是一系列信条：其他人在掌管我们的生活；没有他们，我们将无法应对；他人决定了我们的意义；他们掌管着我们的自尊。这些求生存的反应模式有四种模式（图4）。

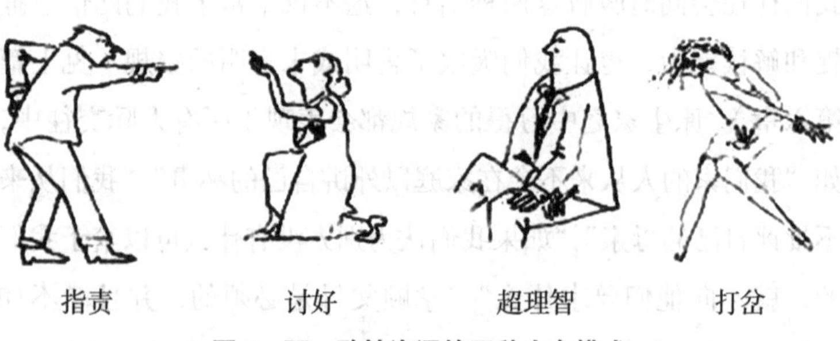

图4　不一致性沟通的四种生存模式

1. 指责

摆出一副僵硬的、完全掌控一切的姿态，责备他人："你什么事也做不好，都是你的错。"这种行为独裁、攻击性强、批判且吹毛求疵。被忽略、隔绝是这类人共同的成长经历，他们隐藏于内在"冰山"之下的感受——孤单、失败，激活了自我保护机制，不断通过藐视他人和环境来建立成功的体验，即使自己仍是孤独的，也要宣称只有自己和当前情境才是最重要的。

在防御性生存姿态中，指责者所内化的社会准则是："我们应该维护自己的权利，不接受来自任何人的借口、麻烦或辱骂，进而绝不可以表现得软弱。"他们归罪、攻击、伤害他人，同时疑心重重，丧失现实检验能力则表现为妄想。这种关联性会激活生理反应，导致肌肉紧张、背痛，甚至引发心血管、胃肠道等心身疾病。例如，罹患慢性疼痛与高血压的朱阿姨会指责孩子拖沓，试图掌控一切。当然，指责对个人发展而言，并非总是扮演消极的角色。特别在某些成长性的特殊阶段，忽略他人、自我肯定，有时可以展现出自信与领导力。

2. 讨好

与指责截然相反，讨好他人时，表现为哀求祈望、软弱无助、表情恳切，凡事主动让步、归咎于己，高度依赖他人，认为自己无法独自生存。他们的内在"冰山"时刻受到"自己毫无价值、一无是处"的威胁，恐惧被抛弃，因此将自己的权利拱手相让。在人际交往中，他们充分尊重他人和情境，压抑自己的真实感受。

生活经验教会讨好者内心细腻、敏感，关心除自己以外的一切，营造令人愉快的情境。因此，在大部分的文化和家庭中，他们被高度接纳。然而，代价也是显而易见的：牺牲自我价值，传递“我们并不重要”的观念；否定自尊需求，使关系停留于表面；甚至个性忧郁、情绪低落。这些与糖尿病、胃部不适、偏头痛等密切相关。

3. 超理智

超理智的姿态也很僵硬、固执、优越感十足，但不像指责者那样表达强烈的情绪，更多的是态度疏远。他们只关心是否正确合规，而漠视自己和他人的价值；语言抽象、冗长，仅关注客观环境；行为不能变通、一丝不苟，既不允许自己也不允许他人关注自己的感受。由于在成长中受到“表达感受即被隔绝而空虚”的威胁，他们在沟通中吸收了这样一个社会准则：成熟意味着不去触碰、审视、感受，也不去抒发情绪。不论交流或思考，都力求十全十美。他们不断运用复杂的术语、琐碎的细节，罗列数据引经据典，以证明自己的观点永远正确。当然，理智是其内在资源，但除此之外，他们没有处理矛盾和冲突的情感技能，这与理性的智慧显著有别。因为超理智者完全遵从于客观情境，忽略自己、他人，所以易罹患强迫症、社会性病态行为、内分泌系统疾病、癌症等，甚至引起心脏病发作。

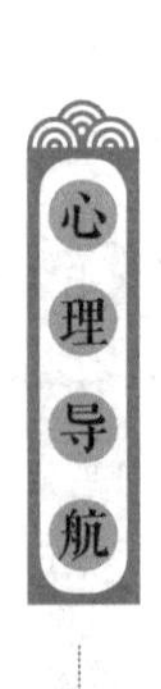

4. 打岔

打岔是超理智的对立面。超理智沉默、稳定，而打岔则不断变换想法，插嘴、转移注意力，心不在焉；希望同一时间做无数事情，漫无主题，抓不住重点。由于成长过程中缺少被关注的体验，他们试图通过多动吸引他人的目光，但结果仍然没有获得多少关怀。于是，他们防御性地内化了这样一个社会准则：自己、他人以及他们互动的环境都不具任何价值。

自主、快乐是社会强加于打岔者的标签。只要他们出现，人们常常充满欢喜，因为各种绝望的氛围总是被他们“无价值”

的交谈冲淡。然而，大量多动的孩子并没有得到真正的帮助，反而被视为开心果，尽管这些行为不稳定、无目的。生活经验教会打岔者："只要他们能够将注意力从任何有压力的话题上转移开，就可以生存下去。"例如，当人们问他们现在怎样时，他们会谈论高昂的生活费、天气、足球比赛的结果，甚至唱歌、眨眼、扯头发、坐立不安。打岔者的内在资源是有趣、自发，他们往往能因随意插入的观点而引出创造，但其内在十分混乱，易出现各种中枢神经系统的问题。这与搞笑、滑稽或幽默有别。

万事万物都处于辩证互易的动态平衡中。沟通模式满足人的生存渴望。成年人往往可以在不同的处境中变换其姿势：一个指责下属的人也会讨好上级；一个超理智的人有可能在威胁较少时吐露心声。因此，作为群居动物，问题常常出现于那些绝对僵化或者以亲密交往为特征的关系中，如恋爱、婚姻、家庭。一方面，人们被这些生存姿态所操控；另一方面，又不得不试图在获得接纳的同时，隐藏与他人连接的强烈渴望。

第三节　内在关系可联合

沟通方式只是我们过去生活经验的冰山一角，却将我们置于自动驾驶的位置，一旦遇到压力，原始的应对方式便自行启动。然而，关系中出现问题、困扰、病痛，往往预示着更新的开始，冒险总是伴随着重构。而真正意义上的冒险是尝试新的沟通方式，其中，自我价值感并非问题的关键，如何应对才是关键问题。

一、表里一致的冒险

除非家庭采用真实、直接且含义单一的表达方式进行沟通，否则爱与被爱的体验、认知、能力就无法建立。在防御和适应威胁的关系中，无法采取含义单一，即语言和非语言信息表里一致的沟通方式。为此，朱阿姨在要求孩子抓紧时间做作业时，试着消除急迫、恫吓、威胁的语气。尽管孩子还是会因为气质（见上篇第一章）而反应较慢，她也尽可能减少重复与唠叨，实在不行就暂时停下来，大声朗读，通过减慢自己的语速来显得女儿读得快一些；收拾文具并看一看谁能更快地再次找出来……此外，理解孩子时就仅仅表达关怀，而不是借助语言上的关心来传达担忧、苛责；鼓励或称赞时就仅仅是鼓励或称赞，而不是用“你很聪明，但是……”来混淆二者的关系，因为鼓励是给予压力，而称赞是对此时此刻具体事件的欣赏。尽管母亲反复纠结于减少要求可能有放任自流的嫌疑，但仍应做到了想表达时就直截了当地表达，否则就不表达。

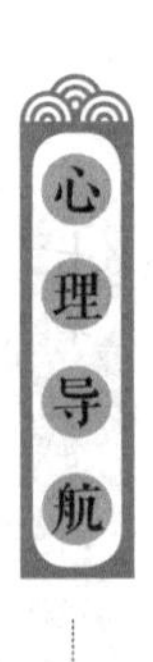

表里一致总是需要我们逐渐确立最具人性的特点：对自我独特性的欣赏；对个性的主张，感受自由流动于自身内部和人际之间的能量；乐于相信自己和他人的意愿；愿意承担风险，并处于易受攻击的位置；能够利用自身具有的内部能力和外部资源；能对亲密关系保持开放的态度；拥有成为真实的自己，并且接纳他人的自由；有爱自己也爱他人的力量；面对改变，持有开放和灵活的态度。当自我、他人、情境全部都得到尊重时，彼此才能做出一致性的反应，并决定继续去实践它。此时，我们想到的不是去赢得某场胜利，不是去控制他人或情境，也不是保卫我们自己或忽视他人的存在。

虽然，面对复杂而危机四伏的社会关系，我们还是会在某些境况下，迫于压力选择非一致性的姿态，如讨好领导或超理智地分析问题，但这并不妨碍我们从冒险中生出勇气。一致性的目标并不意味着一直开心没有烦恼，也不意味着在任何情境中都表现得礼貌得体。高自尊的人常常能提供尊重、支持，却不谋求通过指责或别人的讨好来感受自我价值，也不借助打岔来缓解压力，更不会超理智地游离于感受之外。

二、个人与关系的联合

改变永远是可能的，特别是内在的改变。个人冰山的任何一个层次变化都会关联其他层次并相互回馈，使爱的体验自然地在沟通中流动。朱阿姨画出内在冰山之后，首先改善了自己的沟通姿态，母女之间被牢固束缚的其他各个层次也开始发生变化。虽然还有些疑惑，但她平静了很多，并决定先接纳自己的所有感受；尽管不能得到先生现实的支持，但通过电话、微信，她感受到了更多心理上的理解与共鸣，期待着自己与家人之间有更多除语言之外的交流方式，如书信、游戏。作为母亲，她感到自己更有希望和力量。

小诗分享

自由地看和听
来代替应该如何看、如何听
自由地说出你所感和所想
来代替应该如何说
自由地感觉你所感的

来代替应该感到的

自由地要求你想要的

来代替总是等待对方允许

自由地根据自己想法去冒险

来代替总是选择安全妥当这一条路

不敢兴风作浪摇晃一下自己的船

——萨提亚

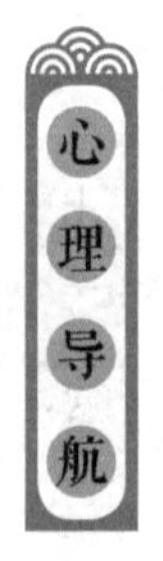

【本章结语】

各种理论都只能提供某种工具，它们能接近现象，但既不等同于现象，也无法替代现象。爱也是如此，在解释爱的时候，困扰我们的往往是对爱的解释本身，而非爱本身。从关系中获取爱的体验，以及通过爱的内在感知来尊重关系，都是我们试图重建自我、实现内外一致的努力。

（陈嵘　兰戎）

第八章

九华帐里梦惊魂——睡眠及其问题

约三分之一的时光在辽远的夜空静谧地流逝，却总在午夜梦回里体验精灵古怪的奇幻冒险，回味无穷更五味杂陈。可以说，对梦、对睡眠的困惑与生命史一样久远，成为叩开心理世界的钥匙。因为困惑驱动了自我洞察。意味着世界上所有的生物，恐怕只有人如此在意地去阐释失眠、嗜睡以及各种睡梦中的节律性紊乱，全然在于能让自己一次次觉醒，并元气满满地活出瑰丽的人生。

第一节　梦里乾坤眠自深

【趣味杂谈】

现代人常常在奔波劳碌与身体倦怠之间徘徊，可能会抱怨并归因于“做了一整夜的梦”“梦多导致没休息好”“噩梦连连感觉糟糕”……越是担心，就越容易陷入情绪的泥沼。于是，有人求助于旧时的工具书《周公解梦》，像查字典一样卜算吉凶祸福。当然，也有人拿起精神分析学家弗洛伊德于 1900 年出版的《梦的解析》，虽然晦涩难懂，却踏上了认识自我的旅途。审视周围热闹非凡的人群，有人不免会担心，如果自己几乎想不起做了什么梦，是不是脑子出了问题？写祝福语时，我们总希望美梦成真，但难道想做美梦就能夜夜欢愉吗？

一、科学析梦有常识

首先，我们要认可一个事实：人类能够遨游太空，却无法完全清楚地阐明自己做梦的机制。因此，美梦、噩梦总被披上了一层神秘的外衣，似乎充满了玄机。然而，通过多导睡眠仪，在皮肤上贴上电极导联，记录脑电图、血氧饱和度、心电图、眼动、腿动、颌部肌肉活动等数据，科学家们对睡眠进行了科学分析，并获得了一些确定的答案。

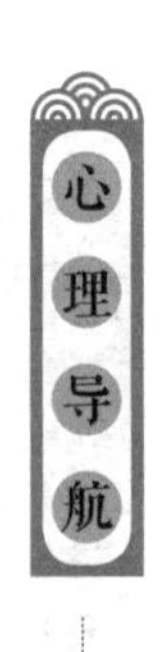

（一）什么时候做梦

白日梦其实是醒着时“思想开小差”的幻想，因此，真正意义上的梦只能出现在睡眠的某个阶段。那么是哪个阶段呢？正常成年人入睡后，首先会进入非快速眼动期，这个阶段由浅入深，顺序包括四个时段。在第一个时段，你会在 10 ～ 15 分钟内全身放松，感觉思维像“漂浮”在断续的想法中；进入第二个阶段，15 ～ 20 分钟内眼球会缓慢地从一侧“浮游”到另一侧，整个人更加松弛，这意味着你“实实在在”地睡着了；接下来的第三个阶段持续 10 ～ 15 分钟，机体各项活动变得更低，需要不停呼叫姓名并摇晃你才能醒来，这说明你睡得更深了；最后的第四个阶段持续 25 ～ 40 分钟，眼球基本不活动、全身完全松弛、平衡安详而沉入睡眠的最深处。简单计算一下，一次非快速眼动期持续 60 ～ 90 分钟。

就像寂静辽阔的夜空酝酿、等待一场风雨一样，非快速眼动期结束后，你将经历一系列奇特的变化：眼球会快速地从一侧转向另一侧，脑电波、身体功能变得活跃，呼吸急促、心跳加速、磨牙、呓语……似乎要唤醒自己，但实际上你还深陷在沉睡之中。第一次快速眼动期仅仅持续 10 分钟左右，然后你便会自然而然地开始新一次非快速眼动睡眠。如此循环往复，恰似潮涨潮落，直至醒来。梦最有可能出现在快速眼动期。做梦导致了身体奇特的变化，而这些身体的变化又映照了梦境的奇妙体验。

（二）梦的一些基本事实

1. 有人不做梦吗

快速眼动期被唤醒后再次入睡或清醒一段时间后，你可能会遗忘 5 分钟前的梦境。由此可见，你尽管做过梦，但醒来后很可能就记不得了。事实上，大多数时候我们平均每晚会做 4 ～ 5 个梦。

2. 梦持续的时间有多长

尽管你在做梦时感觉梦有多长就做了多久，但实际上梦持续的时间与你感觉的时间往往不一致。整晚做梦是不可能的，因为目前的证据表明，在潮涨潮落般的睡眠周期里，你仅在快速眼动期才会做梦。

3. 日有所思，夜有所梦吗

并非全然如此。将水洒在快速眼动期的人身上，醒来后有人确实会梦到水；白天精神紧张者可能会梦到紧张的情境，这都说明外在刺激会折射进梦境之中。然而，奇异的梦往往具有不连续、不协调、认知不确定且快速转换的特点，这是快速眼动期大脑被激活后内部信号的相对混乱重组。常常美梦不成真，并非努力可以掌控。不过，“相对”意味着梦中生物不会转换为非生物，而非生物可以变为生物，例如蛇不能变幻为绳子，但绳子却能变成蛇；人可以变成动物，但人不会变成一根棍子。这种情况恰恰反映了人可贵的主观能动性，是试图在混乱中重建秩序的努力。

4. 梦是潜意识愿望的表达，并能预示未来吗

作为梦发挥认识自我功能的一部分，我们应肯定其中积极的意义。

二、功能释梦有收获

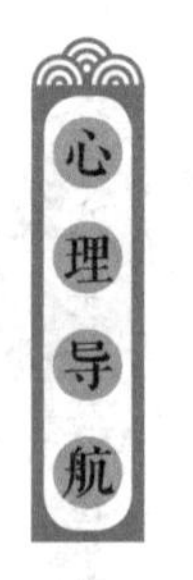

自我安抚是本能，它驱动人学会“精神胜利法”。周公虽不能科学解梦，但总告诉你“梦是反的”，因为每个人大多数时候都会做不太好的梦。被追打、落水、迷路、伤病、死亡、灾难临头、亡故的亲人、鬼魂……这些梦境虽然吓得人冷汗淋漓，但反过来想，岂不坏事变好事？由此可见，我们既关心为什么做梦，也关注做梦的意义。更高级一些的，希望捕捉蛛丝马迹而对人生洞若观火。

（一）梦有表达功能

众所周知，我们不能毫无顾忌地表达欲望、冲动与情绪，因为无序、混乱往往让人无所依持。于是，我们建立规则、形成限制与内心禁忌，归属于理性而感到相对安全。不过有收益就有代价，这使得大多数心理活动只能在潜意识里悄悄进行（见“医生有话说”）。如同风平浪静的湖面之下总是暗潮涌动，器满则溢是再自然不过的道理。幸好有梦，不论美梦还是噩梦，都能尽情宣泄白天积攒的潜意识压力。就像太极阴阳的相互转化一样，晚上表达了，白天才安详。

医生有话说

梦的秘密

由内心禁忌等组成的潜意识“监察”机制，是个变装高手，它使梦在满足潜意识欲求时，以变相的方式得到满足。这被认为是梦境稀奇古怪、隐喻晦涩的原因之一。由此可见，洞察自我，很大程度上可能通过梦的分析来认清潜意识心理对人的影响。然而，普通大众常常将这一过程误解为“周公解梦”式的查字典与对号入座。真实的解析过程必须在治疗师的引导与提醒下，“不假思索”地进行联想。联想即为解析，而不是你说我解，因为潜意识只有在经他人反复提醒并集中注意力时，才能突破自我审查而被意识觉察。

（二）梦有补偿功能

科学家设计了一个实验：在非眼动期结束后立即唤醒受试者，从而剥夺其快速眼动睡眠，也就是让人无法做梦。结果，受试者在次夜噩梦连连，感觉睡不解乏。这说明了什么呢？这说明如果夜间睡眠中无法做梦，就像是一种“欠债”，需要在之后的睡眠中加倍偿还！由此可见，伴随着梦的快速眼动期睡眠对人来说是不可或缺的。因为每个人一生都会经历生、老、病、死，以及挫折、困境，这些时候我们往往一把鼻涕一把泪，却又不好说、不愿说、不能说，以此来暂时维持表面上的风和日丽。然而，日积月累之下，内心就会存储各种矛盾冲突，而糟糕的梦恰恰补偿了这种心理上的不足。昼夜互补、相互平衡，才能让我们满血复活。

梦有补偿功能，但多梦却易惊醒、不解乏又是怎么回事呢？合理的解释是，这可能是因为你在两个睡眠时相的更替中，非快速眼动深睡眠期缩短，而快速眼动的做梦期相对延长。那么，为什么会这样呢？这往往源于你白天面临较大压力、情绪困扰、精神过度紧张、节奏紊乱，内心冲突却无处宣泄，甚至导致神经功能失调而患上睡眠障碍。进而，梦就承担了太多“欠债还钱”的工作。当“还不上”时，惊醒、困顿也就在情理之中了。可见，多梦是果，其因还需去生活、工作、学习中查找并解决。

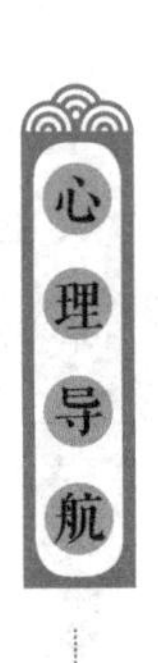

（三）梦有提示功能

纠结于梦是否能预言未来，可能会让人失去更多。因为梦的表达、补偿作用提醒我们，可以更好地利用其资源来引导自我觉察、营造生活的幸福感。大多数时候人都会做不太好的梦，这意味着其勇于面对并说出真相！九华帐中梦惊魂，它惊醒的是我们在“逝者如斯，不舍昼夜”的时光里，应如何更积极地学习新知识、改变旧观念、调整生活习惯与方式（见“患者感言”）。

患者感言

朝花夕拾梦中人

在医生的指导下，许多神志疾病患者或心理治疗的来访者逐渐学会了整理并科学地分析梦境，并从中认识自我、进行自我调整：纷乱的梦往往提示我们生活可能过于单一、封闭且狭隘；迷失的梦则常常意味着我们需要更加笃定、豁达；断续、破碎的梦则频繁地提醒我们去重建完整的自我协调性，以免因外在情境的变迁而感到无所适从，如同惊弓之鸟。此外，不应简单且绝对化地解释梦的隐喻。例如，梦到逝去的亲朋并不一定与死亡直接相关，其真正的主题可能是“过去”和“亲人”，综合起来可能意味着你需要与伴侣、孩子、朋友倾诉往事，以建立更亲近的关系。反复在梦中出现的痛苦往往交织着生命中必然的痛苦，如生、老、病、死、丧失或已经发生的现实，以及自己制造的痛苦，比如要求自己绝对完美无缺，或稍有风吹草动便觉得糟糕至极。此时，痛苦本身不是关键，关键在于其反复出现，意味着梦在不断提醒你：必然的痛苦只能被接纳，而无法被压抑或消除，因为我们只有接受已经发生且无法改变的事实，才是改变一切的前提；而自己造成的痛苦则需要去面对，与其在梦中寻找解决之道，不如在现实中去改变，因为痛苦虽然唤醒了意识，但还需要你勇敢地去面对它。

第二节　神志病里惊坐起

【案例导读】

罹患高血压多年的刘大爷，现年64岁，频繁进出心内科已成为常态。夜间因打鼾而常常惊醒，5～6小时的睡眠时间仍不能缓解疲劳，导致白天精神不振，频繁打盹。最近，他又因接送孙子及教育方式等问题与家人发生激烈冲突，最终在慢性支气管炎的基础上诱发了哮喘。为图方便，他前往私人小诊所开具了氨茶碱进行治疗。然而，夜间不仅多梦、易醒，还难以入睡，即使尝试数羊、深呼吸等方法也无济于事。因此，他越来越担心自己的疾病会加重，甚至发生猝死，有时会将这一切归咎于家庭矛盾，导致情绪大动。睡眠问题与焦虑情绪相互交织，形成了恶性循环，使他感到疲惫不堪。

最终，在家人的反复劝说下，刘大爷决定就诊于精神科。开始几天，服用阿普唑仑后，他终于能够沉沉睡去。但仔细阅读说明书后，他对“成瘾”两个字感到惊恐不安，于是自行停药。然而，停药后失眠症状更加严重。在慌乱之余，他自作主张加大了药量，结果导致白天昏昏沉沉，夜里却清醒异常。

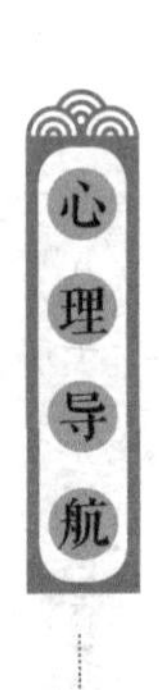

刘大爷百思不得其解，难道需要服用更多的催眠药吗？看来，这一切都是失眠惹的祸！

一、神志病里失眠多

虽然神志病涵盖了众多疾病，包括尚未出现躯体结构改变的焦虑症、抑郁症、疑病症等神经症，以及躁郁症等严重精神病，同时也涉及受心理因素影响较大的高血压、糖尿病、消化性溃疡、癌症等心身疾病，甚至是由器官病变导致或伴随的精神障碍，如脑卒中、脑炎后精神障碍，阿尔茨海默病等，但所有这些疾病都重视“心理行为”因素在诊断、治疗与康复过程中的介入。而失眠与心理之间的关联就像硬币的两面，互为因果。神志病患者几乎无一例外地伴有睡眠问题，或者以睡眠困扰作为求诊的主要问题。

刘大爷只是芸芸众生中一个典型的例子。高血压、哮喘作为躯体因素，加上打鼾导致的失眠，而失眠又引发了担忧和家庭关系问题，这些问题反过来又影响了睡眠。再加上对药物及治疗的种种误解，他岂能安然入睡？

知识之窗

世界睡眠日与睡眠障碍

据中国6个城市的调研数据显示，成年人一年内的失眠患病率高达57%。为唤起全民对睡眠重要性的认识，2001年，国际精神卫生和神经科学基金会倡导将每年的3月21日定为“世界睡眠日”，这一倡议于2003年被中国睡眠研究会引入我国。

其实，失眠包括入睡困难、凌晨早醒与睡眠时间缩短三种表现。入睡困难即上床30分钟后尚未入眠；凌晨早醒则是半夜醒来后不能再次入睡，睁着眼睛直到天亮；睡眠时间缩短应根据个人平时的睡眠习惯与年龄来界定，但一般以普通人平均每天8小时计算，夜间睡眠时间少于6小时往往会让人感到睡不解乏。而半夜醒来2次及以上但能够再次入睡或噩梦频繁只是伴随表现，这意味着没有休息好，须与上述三种情况并存时才与失眠有关。然而，失眠仅仅是睡眠障碍中最常见的类型，其他还包括嗜睡、睡眠－觉醒节律紊乱、梦游等。

二、谁偷走你的睡眠

（一）因人而异看失眠

失眠并不等同于失眠症，正如打喷嚏并不总意味着感冒。确定一种疾病，需要严格的持续时间和影响程度作为判断标准，并需通过多导睡眠仪进行科学检查。与其盲目地给自己贴上标签，不如前往医院进行规范诊断。那么，你想抓住那个“偷走”你睡眠的“小偷”吗？首先，让我们来了解一下睡眠在生命历程中的常态和规律吧！

世界上没有两片完全相同的叶子，同样，也没有两个完全相同个性的人。每个人对睡眠时间的需求都是不同的，这主要取决于你的主观感觉以及醒后是否感到精神焕发。一般来说，婴儿的睡眠时间达 20 小时，幼儿为 9 ～ 12 小时，学龄儿童为 9 ～ 10 小时，成人则需要 7 ～ 9 小时，老年人则为 6 ～ 8 小时，而超过 80 岁的老人则可能需要 9 ～ 10 小时的睡眠。那么，是否睡不够这个时间就一定意味着有问题呢？其实，在考试前、就诊前、交工作报表前等关键时刻，由于手头有棘手的任务需要解决，常常会导致失眠。但随着任务的完成，睡眠通常会逐渐恢复。老年人往往在非快速眼动期难以进入深睡状态，因此他们可能会通过白天的瞌睡和打盹来“补偿”夜间的睡眠不足，这并不是因为失眠，反而是一种自然的补偿机制。同样，晚睡和作息紊乱导致白天困乏的情况也是如此。

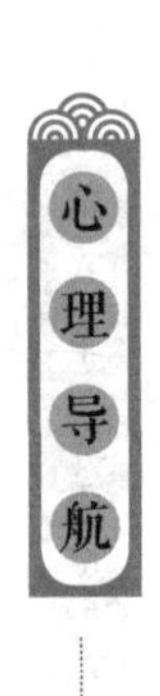

因此，你可以将某种特殊情境下的暂时失眠、随生命变迁而来的睡眠改变，以及解了乏却总感觉没睡够的情况，视为人生发展与适应的常态去接纳。认识到这是一种假的主观性失眠，有助于你更好地理解和处理自己的睡眠问题。

（二）辨因而异看失眠

环境、躯体疾病、药物与心理因素都可能单独或共同引发失眠，甚至迁延不愈而导致失眠症或其他形式的睡眠障碍。除了寻求医生的帮助，初步识别自己失眠的原因既是自我洞察的必然过程，也是自我疗愈的必需步骤。

1. 环境因素与躯体疾病

环境的影响显而易见。如果你长期处于噪声、光照、污浊、阴冷或燥热的环境中，又怎能安然入睡呢？刘大爷易早醒可能与高血压性脑血管改变有关，这种改变常导致打鼾。如果打鼾越来越严重，还可能因松弛的肌肉遮盖口腔深部而引发睡眠呼吸暂停综合征。阿尔茨海默病、血管性痴呆则可能导致睡眠节律紊乱，表现为白天嗜睡，夜间精神亢奋，甚至大喊大叫；慢性肝病、肾病患者主要表现为入睡困难，晚期发展为脑病时则可能陷入昏睡；甲亢患者既难以入睡又容易早醒，而甲减患者则主要表现为嗜睡；更年期综合征患者由于雌、孕激素减少，常常彻夜难眠。罹患特发性失眠是一种目前病因不清、机制不明的疾病，有遗传倾向且儿童高发，只能通过药物干预稍作缓解，与其他因素无关。

躯体因素往往与疾病紧密相关，是我们不得不面对的客观问题。生命伊始，我们便注定了要接受生命的有限性。因此，首先应积极向这类疾病宣战，其次才是调控心理。

2. 药物因素

药物是我们向疾病宣战时不得不使用的武器之一。了解哪些药物可能引发失眠，仔细阅读说明书后与医护人员建立可沟通的交流系统，是赢得胜利的关键。

刘大爷服用氨茶碱治疗哮喘，但失眠是该药的不良反应之一。其他可能引发失眠的药物还包括治疗结核病的异烟肼、缓解胃肠道痉挛的阿托品等。学习所服药物的相关知识是探索自身、保持自我洞察的必由之路。然而，在自我探究的道路上，我们不能道听途说、误打误撞、想当然地形成错误观念（详见“医生有话说”）。

医生有话说

催眠药物如何服

案例中的刘大爷服用的阿普唑仑属于苯二氮䓬类催眠药，其他同类药物还包括地西泮、硝西泮等，常用的还有戊巴比妥、司可巴比妥等巴比妥类药物。需注意的是，使用止痛药的患者与酗酒者应避免使用这类药物。有些人因为担心形成药物依赖，在取得初步疗效后会自行突然停药，这可能导致失眠症状像弹簧一样反跳，变得更加严重。有时，患者又会自作主张，在服药一段时间后，若感觉药效降低，便自行加大用量，结果造成白天药物代谢不完全，导致昏昏沉沉、瞌睡、言语含混不清，傍晚时则开始担心并感到焦躁不安。这种情况很容易被误认为是失眠本身所导致的。对于药物依赖与耐药性问题，最重要的是在医生的指导下制订用药与停药计划。既不能突然停药，也不能长期（超过3个月）连续用药。如需长期服用，可选择作用机制不同的催眠药进行交替使用。

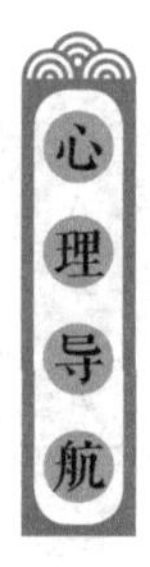

3. 心理

人有七情六欲，若过度压抑或不恰当表达，或遭遇挫折、发展受阻、人际冲突，且难以通过心理、行为的调控来接纳和解决，都可能引发失眠。而失眠又会带来更糟糕的体验，如工作效率降低、生活节奏紊乱、关系僵化或疏离，从而走入一个循环互馈的怪圈，甚至可能发展为焦虑症、抑郁症、强迫症、疑病症等神志疾病。虽然这类神经症并没有器官的结构性病变，但患者却饱受精神痛苦的折磨。例如，焦虑者常常入睡困难，而抑郁者则易早醒，这不仅降低了生活、工作、学习的质量，还可能导致免疫功能失调，从而易患其他疾病。

在神志病的预防、治疗与康复过程中，以及正常人的生活中，我们都不可避免地需要不断面对和解决各种“心结”。因此，打开心窗，坦诚交流，有意识地主动尝试本书“下篇”中的方法，便具有了洞察疗愈的意义。尽管没有适用一切的简单处方，种种尝试往往也只是带来更多可能性，但人生不就是在各种可能性中体验、丰富，最终才能发展成为独特的自己吗？很多时候，偷走你睡眠的，恰恰是你自己。

第三节　厘清原因眠自归

【案例后续】

虽然不是每个人都能从中获益，但自我疗愈却是获益的起点。刘大爷的幸运之处在于他愿意积极主动地反思自己，并身体力行地进行自我调节与完善。一方面，他没有坐以待毙，陷入观念误解的怪圈，而是启动了自我评估程序，正视问题，并在家人的陪伴下前往医院就诊。医生迅速将氨茶碱替换为对睡眠影响较小的雾化吸入性药物，重新制订并规范了催眠药物的服用方案。2 个月后，刘大爷逐渐减量停用催眠药物，转而服用中药调理肝脾，并通过针灸和推拿调控神志。他不仅找回了“被偷走的梦乡”，而且白天更有精神和体力去处理现实难题。他还学会了积极的自我暗示，坚持放松训练与规律运动，将问题与人分开看待，乐于展开自我辩论，从而更豁达、合理地看待孙子的教育问题及其引发的家庭冲突。他甚至升华了痛苦，开始怡情养性，报名参加了老年大学的各种兴趣班。

“幸福并不是指什么都不能失去，疾病、衰老，每个人都在生命中不断丧失并学会接纳丧失。自我疗愈意味着我们能够在洞察自我时建立主观的幸福感，而这也是我们唯一能做的”。刘大爷带着写给医生的寄语，步入了夕阳西下却笃定洒脱的人生，同时把温暖留在了诊室，成为医者艰难前行道路上的灯塔。

一、出现失眠先自评

失眠并不等于失眠症，失眠症也不等于睡眠障碍。在感到糟糕、担心紧张，甚至惊慌失措之后，明确首先要做什么的前提是明确不能做什么。简单归因、讳疾忌医、暴躁发火，这些都会降低人的判断力。病急乱投医、道听途说乱服药、偏听误信找灵丹……这些做法都不可取。意识到人只能自己入睡，去睡出自己那三分之一的时光，你就会领悟，首先需要做的是自我关怀。

第一步，使用下面的表6进行失眠程度的自评。不用太纠结，感觉是什么就是什么，每周自评一次即可，并记录前后的变化。一般经过自我调整，大多数人都会有所好转。

表6　失眠程度分级的自我评估

描述我每周≥3次的失眠状态											
入睡困难			夜间惊醒			惊醒后再入睡			早醒		
轻微	明显	基本没睡	轻微	明显	基本没睡	可以	勉强	不能	轻微	明显	基本没睡
①	②	③	①	②	③	①	②	③	①	②	③

续表

我对失眠状态的评估		
一级	二级	三级
全部选①	任意一项选②	任一项选③

请记录你的失眠等级。同时，问自己两个问题：①你正在服药吗？如果正在服药，请咨询开药的医生，药物是否会影响睡眠？②你有躯体疾病吗？如果不确定，可以做个体检，有病则治，无病则安。

第二步，请参照下面的表7，自评失眠对你的影响。找一个安静的地方，全身心地感受失眠对你生活和心理各方面的影响。评估项目包括：紧张、心情郁闷（即兴趣减少、失落感）、身体疲劳，以及生活习惯、人际交往是否有所变化？使用铅笔涂黑五星来表示影响的程度，星数越多说明影响越明显。例如，如果你在“紧张”这一项涂了五颗星，那就表示你感到非常紧张。如果只涂了1颗星，则表示影响较小。然后，请用心体会一下，这些改变是否与失眠有关？在相关选项旁打钩选择。

表7　失眠影响的自我评估

项目	用铅笔涂黑“☆”，越多越严重	是否与失眠有关（打钩）	请你填空
紧张	☆ ☆ ☆ ☆ ☆	否□ 是□	此时，我最担心：
郁闷	☆ ☆ ☆ ☆ ☆	否□ 是□	此时，我总在想：
疲劳	☆ ☆ ☆ ☆ ☆	否□ 是□	此时，我最难过：
生活	☆ ☆ ☆ ☆ ☆	否□ 是□	生活习惯的变化：
人际	☆ ☆ ☆ ☆ ☆	否□ 是□	人际交往的变化：

二、面对失眠能应对

经过自我评估，你基本能清晰洞察自身状态，接下来就是根据这个状态去面对问题。

第一种情况：如果 1 周内的自评等级为一级，且持续时间不超过 1 个月，通常可以通过自我调节实现自我疗愈。因为解决失眠问题往往需要解决失眠之外的问题，比如采用“下篇”中提到的自我暗示方法，而不是强迫自己数羊；进行放松训练，而不仅仅是深呼吸等。

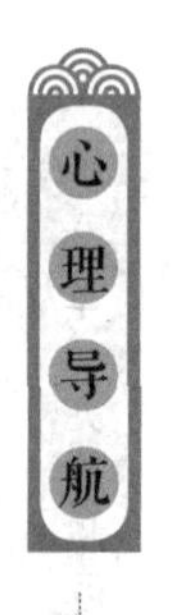

第二种情况：如果 1 周内的自评等级为二级或三级，且持续时间超过 1 个月，或者自我调整 3 ～ 4 周后仍无好转甚至加重，建议携带自评表去医院就诊。除了治疗既往疾病的科室外，还可以考虑精神科、神经内科、失眠专科或神志病科，以便准确辨析原因并进行对因治疗。当然，解铃还须系铃人，像刘大爷那样，自我疗愈是最重要的。

【本章结语】

梦不一定能预示未来，却蕴含着最现实的智慧。我们应该一点一点学着去改变、去完善自己，让生活变得更丰富多彩。睡眠问题既是生命的常态，也与某些疾病相关联。只有辨明原因并进行对因治疗，才能系统地调节睡眠。虽然改善睡眠能改变生活，但自我洞察与疗愈的意义在于，可以通过改变生活来改善睡眠。睡眠问题的影响因素广泛存在于琐碎的生活细节之中，睡眠困扰其实是生存与试图证明自己如何存在的困扰。那就让我们从自我关怀的评估开始吧！把生命看成一个循环，当成一次有限制的旅行。人生总是春去春又回，云卷云还舒。祝愿普天下的朋友都能拥有美好的睡眠和梦想，享受充实的生活！

（陈嵘　李明泓　石西南）

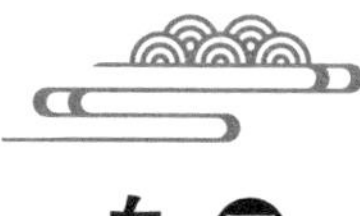

下篇 自我疗愈

第一章

自我暗示知多少

自巫医分家之后，与历史几乎同源的心理暗示也逐渐摆脱了神秘的外衣，走出迷雾，重新焕发出生机。每时每刻，或多或少，每个人都在暗示与自我暗示中徘徊，既可能迷失方向，也可能从中获益，这一过程循环往复。因此，合理应用积极的自我暗示，便是自我疗愈的起点。

第一节　自我实现有预言

勾勒清晰的自我意识，或多或少需要借助人际关系，参照他人与文化观念，因此必然受到周围信息的影响。有趣的是，人往往容易在未经深思熟虑的情况下，“无形中”接纳他人的某些意见，按照他人的某些要求行动，甚至逐渐改变自己的观念、情绪与信念。这便是来自他人的心理暗示，但也因此招致了诸多质疑——如果我进行理智而严密的逻辑推演，是否就意味着可以抵御暗示效应？实际上，这种假设基于一个不切实际的前提，即人能在任何时间与地点都保持绝对理性。即便是电脑，也可能对悄然侵入、自动复制的病毒视而不见，更何况是拥有丰富体验和动机的人脑。例如，面对美白护肤的广告，尽管明知有滤镜效果，但在一番逻辑分析后，还是忍不住想要尝试。对美的追求已经深入人心，能否真的变白并非关键，关键是这种追求美的心理。而邋遢、油光满面的人从来都不是广告商青睐的对象。再如，无论多么自信、学业多么优秀的学生，在考试入场时也免不了念上几句“逢考必过”的“咒语”，尽管明知这只是自我安慰，但只要有需要，我们就能从这种需要中创造出相应的感觉。暗示的创造力有多大，取决于人有多少诉求。由此可见，被暗示的基础在于自我暗示。

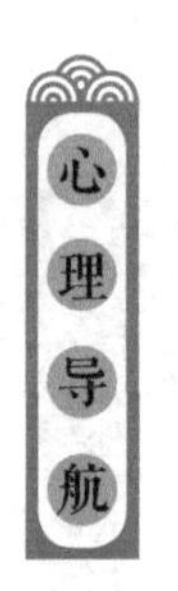

心理故事

积极的暗示

英国心理学家哈德飞曾对两组志愿者进行了一项实验。他告知第一组：“你现在身体非常虚弱，你已经变得像婴儿一样，全身瘦小，手指像小鸟的爪子那么细……”随后，给这组志愿者一个握力器，测得他们的平均握力为 29 磅；而对第二组，他说：“我现在往你口中滴的是营养液，是拳击冠军泰森服用的那种，所以，你会像泰森一样强壮，越来越强壮……”此时，这组志愿者的平均握力为 142 磅。事实上，两组人在清醒状态下的正常平均握力都是 101 磅！显然，两组志愿者在缺乏逻辑判断的情况下，无条件地受到了心理学家语言的影响，表现出消极乏力或积极有力的状态。事实胜于雄辩，还有一个实验：早已闻名世界的美国心理学家罗伯特·罗森塔尔（Robert Rosenthal）来到一所普通中学，随意在一个班里走了一圈，然后在学生名单上圈出了几个名字，告诉老师这几个学生智商很高、很聪明。一段时间之后，他再次回到这个班级，奇迹发生了，那几个被他选出的学生真的成了佼佼者。老师对此感到十分惊讶，而事实上罗森塔尔对这几个学生一无所知。于是，心理学界产生了一个非常著名的效应，即“罗森塔尔效应”，又称为“皮格马利翁效应”，这一效应已广泛而深刻地影响着教育者，使他们采用欣赏、鼓励的暗示来帮助学生建立积极的自我暗示心理世界。

一、自我暗示成期待

暗示与自我暗示包含积极与消极两个方面。一个曾经不断受到鼓励或克服困难而自信满满的人，在面对新挑战时，总能预感自己“能行”，并勇于面对阻力，通过分解目标、调整策略、创新方法来应对。一旦获得阶段性胜利，则会更加坚定，不至于半途而废。“心理故事”中被罗森塔尔选出的学生，或许正是那些不断告诉自己“我是被这位名满天下的心理学家认定的”人，从而树立了“成为佼佼者”的目标。而这个不断受到积极暗示的目标与自我实现的需求相关联，正所谓“念念不忘，必有回响”。就像看到打针时有人痛苦吵闹，多次重复之后，自己也变得紧张起来，甚至看到穿白大褂的人血压就莫名其妙地升高。

然而，暗示也并不总是积极的。一个恋爱受挫的人，虽然屡败屡战，但在相亲时总是面红耳赤、局促不安，最终败下阵来。原因多种多样，但自我暗示在其中所起的作用不容小觑：每次去见心仪的对象前，总会有个不好的念头“今天可能会出丑”，尽管也理智地站在镜子前收拾妥当，但仍然疑虑重重。可见，消极的自我暗示逐渐形成了消极的自我预言。“预”很像自我暗示下的预警、欲求、想法，引导我们走向期待实现的样子。在人生的道路上，来自父母、老师及我们认为重要的人的影响，勾勒出了我们内心想要成为的“形态”，这就是自我期待。在理智层面，我们试图“帅气出场”，而潜意识里却是另外一番景象，反复受挫的经验刻画出了“失败者”的自我意象。

二、自我期待需暗示

自我暗示通过重复强化，形成明确的期待，驱动行为自觉或不自觉地自证预言，使之成为现实。暗示产生怎样的积极效应，取决于心理元素能构建多少积极的规律。

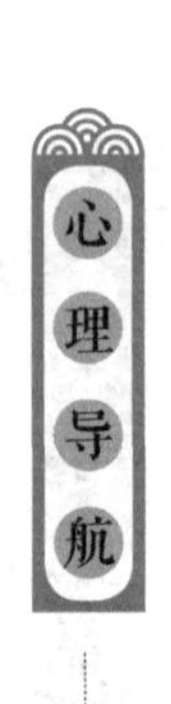

重复是核心规律。大脑的自我奖励机制需要不断被刺激以强化，习惯成自然后，注意力会聚焦于目标，选择符合目标的信息来塑造感觉。每天给自己加油打气，不仅依靠语言暗示，更在于从周围环境中抽取正向信息与自己建立联系。例如，他对我微笑，说明我有魅力；他没有微笑，可能是我的魅力让他感到沮丧；他一言不发，或许是我的魅力让他期待更多……结果，我真的收获了证书、掌声、地位和名誉，即使暂时没有，也相信迟早会有，因为自我认可是最高的奖励。只要持续重复，即使没有线索，也会创造出线索。夫妻相处久了，即使没人说越来越像，我们也会感觉彼此相似，这便是“相由心生，心由暗示生”。

重复的动力源自欲望。既要有未达成的目标，也要尝到或感觉尝到了成功的甜头。最令人着迷的永远是那些得不到但可以想象的事物。一旦得到，心满意足后，便会暗示自己设定新的目标，期待看到新的风景，不断停泊又不断启航。如果暗示自己要禁欲，那么就会一直走在禁欲的道路上。想要生、想要死都不是终点，而是欲望的过程。想象出各种成功的感觉，并将其与一些事实相关联，如同撒下饵料，能否钓到大鱼并不重要，重要的是感觉可以无限接近成功。极度口渴时，可以想象梅子来生津；饥饿时，可以想象饼来充饥，丝毫不受理性思维的限制。更何况，人们发明了“潜能”一词，意味着可挖掘的潜力是无穷无尽的，只有暂时的停顿，没有终止。更高、更快、更强的追求让世界纪录屡屡被打破，一代运动员成功后，又会将这份暗示传递给下一代。

重复的认知是因果的体现。种瓜得瓜、种豆得豆，祈福、祷告是否科学并不重要，重要的是相信善有善报、恶有恶报。有的人因此变善，有的人则变恶。高考前穿上旗袍，寓意孩子必然旗开得胜，这符号学的意义与“有志者事竟成”在本质上相通。积少成多，因为人们相信最终结果只有两个——巨大的成就或巨大的灾难。更有趣的是，即使不信因果，也在暗示因果的存在，因为不信所以会导致各种各样的结果，这只是扩大了因与果的内涵。更何况，这种人往往试图让自己相信人是决定命运的唯一要素。

重复的理性其实包含非理性。坚称人是百分之百情绪化的动物或绝对理智化的存在，都属于理性思维的范畴，把人界定得如此清晰。一个朋友在医学博士的科研中接受了严格、系统的现代科学训练，自认可以做到绝对理性而不受非理性冲动的制约。但是，当与人争辩中医思维是否科学时，他每每面红耳赤、恼羞成怒。无论你是否理智，暗示都会发生作用；无论你迷恋什么或不迷恋什么，暗示都存在。利用暗示中的积极元素，你的期待才会越来越接近你心中的样子。

重复的效应更加迷人。人之所以会重复抽取信息来强化期待，正是因为不断累积的信息会关联相似的情境，使保持专注的人散发出迷人的吸引力。自我暗示成为佼佼者的过程中，不乏榜样的辐射效应；而绝对抗拒也会把自己暗示成反面的榜样。大多数人往往游离于这两者之间，专注于某个领域，最终成为该领域的佼佼者。

期待是通过有意识的学习逐渐形成的，伴随着暗示与被暗示的交互作用、交互建构。在这个过程中，积极与消极往往交替并存。当意识到自己有可能将消极转变为积极时，积极的自我暗示便开始出现端倪。

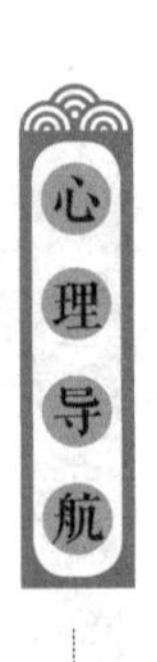

三、直接与间接暗示

深呼吸可以放松，我想入眠就能沉入梦乡，失败乃成功之母，锻炼让我健康，治疗必定有效——给自己的指令应简洁、明确、绝对、不容置疑。这是直接暗示，它往往与信仰、信念、尊严等个人及社会价值观相联系。顺从主流社会文化所定义的积极元素，暗示自己符合大多数人的期待，这样在融入群体时阻力较小，能带来归属感。

然而，有时理想很丰满，现实很骨感。在条件受限时，就需要心理弹性来处理困境中的某些具体细节。赋予更多选择的可能性，而这些可能性中又至少有部分基于可见的事实，最终将目标建构为内心现实，让人感觉自己有选择的能力。“条条大路通罗马”，这是一种富有心理弹性的间接暗示。当我们使用间接暗示来处理细节时，往往会经历一个内心对话的过程。例如，在寻找感觉却又感到十分模糊时，我们会对自己说：“我会获得更大的自由。放开手，以便释放那些感觉；也可以维持这样的姿势，如我所愿地描述那些感觉；或者静静等待，迟早感觉会自己到来。”握紧或放松是我们较容易被体察的肢体动作，事实一旦出现，即可暗示我们“能够捕捉飘忽不定的感觉”，进而引出更大的自由——迟早会到来。与“我一定可以找到感觉”相比，间接暗示的心理弹性更大。

直接或间接暗示没有优劣之分，一个简单，一个复杂，有效是唯一的标准。

第二节 暗示疗愈知多少

神秘的“祝”字，从原本用于驱鬼祛灾的“咒语”，逐渐演变为通过“告知病由”来疗愈的“祝由”之术。在这个过程中，“由”字的含义已不再是最初那般神鬼莫测。或许，告知的方式对人的影响力是药理作用之外的一个重要因素。

案例链接

谁盗走了声音

30岁的刘女士，未婚，初中文化，性格内向且易怒。遇到刺激时，她会立刻情绪爆发，哭闹不休，甚至躺地打滚，别人越劝，她的反应越激烈。有时，她还会出现四肢抽搐、口吐白沫的症状。尽管反复就医，但并未发现任何躯体疾病可以解释这些症状。一日，刘女士在寺庙抽到下签，解签者告诉她“行善积德则灾祸可解”。自此以后，刘女士常常感到惴惴不安。同月，她的姐姐指责她未尽孝道、缺乏道德，迟早会遭到天谴。在与家人争吵了2个多小时后，刘女士感到口干舌燥、声音嘶哑。第二天，她突然“失声”，无法说话。就医后，医生并未发现任何导致她变哑的病变。

一、旁观治疗学暗示

旁观医生治疗患者的过程，本身也是一种暗示，它能激发患者许多自我暗示的想象。例如，向患者介绍所谓最著名的心理专家，并明确告知其疾病是完全可以治愈的，治愈的能量源自其体内。在轻轻按摩患者太阳穴的同时，告知其“负责视觉的神经由此通过”。在患者深呼吸放松后，反复暗示“身体正在发热，热气在体内上升，现在热气已经上升到喉咙”。当患者感受到这些明显的感觉时，再告知其“喉咙的血管也打通了，你现在就能发出声音，可能会感到喉咙有些痒”。最后，嘱咐患者深吸一口气，试着突然发出“啊”的声音。结果，刘女士真的发出了声音，尽管有些含混。于是，鼓励她自行按摩颞部、眶下、眶上，并眺望远方等。

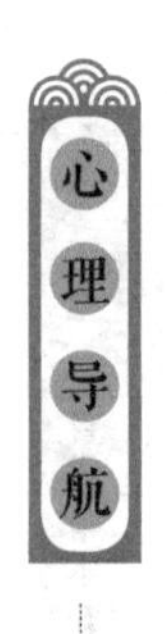

暗示的效果是通过自我暗示来实现的。对于易受暗示影响的人来说，权威的专家、与躯体真实感受相关联的体验（如按摩、感受到的热气）、重复的语言，以及能被抽取的信息（如能量）等元素，组合起来就构成了符合患者心理期待的治疗方案。

二、直接暗示的力量

（一）设计你自己

自我暗示是消极还是积极，完全掌握在你的手中。正如埃米尔·库埃（Emile Coue）所说：“每一天，我们都以各种方式，让自己过得越来越好。”

1. 给自己一个微笑

你的微笑，首先是给自己的。你会因此感知到发自内心的愉悦，而无须取悦他人。哭泣是人的先天本能，而微笑则是后天习得的，更为高级。它不同于激情，是历久弥新且能渗透印染在各种情绪下的背景。愉悦的微笑是内心的温柔，它允许并接纳所有其他情绪，并信任自己拥有更多选择的能力。

2. 给自己一个口头禅

一个豁达、乐观的口头禅能让自己在沮丧时释然。网络上的口头禅日新月异、千奇百怪，你可以基于自身特点为自己“挑选”一款，或者自己创新一个，都是不错的选择。

3. 给自己一个座右铭

首先设定一个目标，然后想象这个目标带给你怎样的体验。这种体验自然会建构出信念。在生活、工作中不断寻找证据去强化这个信念，并记录下来，这就是你的心理座右铭。

（二）试着去解决问题

1. 唉声叹气怎么办

将叹气的习惯改为哈气。你可以想着最悲伤的事情，先叹气，然后改为哈气，同时明确自己不是世界上唯一一个经历苦难的人，随着哈气将难过的情绪释放出来。不断重复这个过程，注意对比叹气与哈气时的感觉，你会感到更轻松、更接纳自己。

2. 自我诋毁怎么办

自卑者在自我诋毁时，总是认为自己不行、太倒霉。他们内心的自我形象是一张愁眉苦脸、被动刻板的照片。你需要发挥想象力，呈现出自我诋毁的自画像，然后在想象中移除它，换上一张新的自画像——开心、快乐、欢笑得脸上起了皱纹。越夸张效果越好。

3. 太较真怎么办

描述较真程度的“太”往往与固定、死板、绝对化相关联。让自己“不太”较真的直接暗示常常以转换认知的构词为基础。比如，一位老先生踩了年轻姑娘的脚，被骂“你个老不死的！”老先生不气反笑，“谢谢！谢谢！”旁人不解，老先生解释说：“她没有骂我，她在给我祝福呢。她说，第一我老了，第二我不会死，这不是给我祝福吗？我不应该感谢她吗？”这是在暗示自己在困境中可以幽默应对，总透着对自己的认真态度。

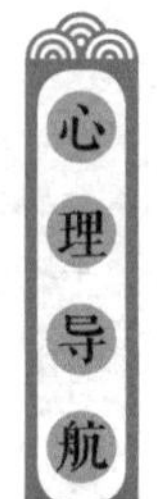

4. 紧张失眠怎么办

暗示入眠最容易被人误解为催眠，尽管催眠确实以暗示为基础（见“知识之窗”）。

知识之窗

催眠的禁忌

通过暗示诱导人进入一种特殊的意识状态，使意识范围变得极度狭窄，但此方法不适用于以下情况：①精神分裂症或其他重性精神病患者，因为这类患者在催眠状态下可能会病情加重或诱发幻觉、妄想；②伴有意识障碍的器质性精神疾病患者，因为催眠可能会使症状加重；③患有严重心血管疾病的人，如冠心病、脑动脉硬化、心力衰竭患者等；④对催眠有严重恐惧和阻抗的人，以及经解释后仍然持怀疑态度的人；⑤人格存在严重缺陷的人。催眠术的使用历史久远，但其具体机制尚未完全阐明。

失眠往往与精神紧张及躯体紧张有关，因此，有些人养成了睡前刷微信、阅读枯燥书籍的习惯，认为这有助于入睡，实则是一种积极的自我暗示。然而，面对长期失眠，学习一些简单的自我放松方法显得尤为重要。

（1）腹式呼吸放松法：当入睡困难时，应避免数数或数羊。此时，可以起身做一些简单且单调的事情。例如，调整至一个舒适的姿势，将一只手放在腹部，另一只手放在胸部。首先，尽量呼气。然后，用鼻子快速且深深地吸气，停顿片刻，保持呼吸，心中默数 1、2、3。接着，张大嘴巴，通过鼻子和嘴慢慢且均匀地呼气，心中默数 1、2、3、4、5。放松后，重复上述过程，感受空气进入腹部，感受放在腹部的手随之向上推，而胸部只是在腹部隆起时微微隆起。再次呼气时，感受肺部残留的所有气体都被完全呼出，带来一种沉重且温暖的感觉。重复此过程，想象所有的不快、烦恼和压力都随着每一次呼气慢慢呼出，感觉身体越来越放松，心情愈发平静。

学会呼吸放松后，将全部注意力集中在深沉且缓慢的呼吸上，想象令自己轻松愉悦的场景。仿佛身处一个风和日丽的地方，轻柔的风拂过耳旁，声音轻柔至极。只要用心想象，便能看到、听到这一切。此时此刻，感受眼皮越来越沉重，全身都沉浸在放松、沉重、温暖的感觉中。在操作过程中，保持顺其自然的豁达心态，即使偶尔有胡思乱想，也不要刻意克制，一段时间后便能适应。

（2）想象放松法："望向心灵的远山"是一种常用的减压方法。先深呼吸3次，然后想象目前最担心的事情，可以是任何事情。脑海中是否有一个画面让你感到紧张？慢慢你会感受到这种熟悉的感觉，并且它逐渐扩散到全身，呼吸变得急促，手甚至有些颤抖。现在，将这个想象抹去，在脑海中望向远方，隐隐约约看到山峰、树木。调整呼吸，深深地吸气，感受胸腔的扩张。保持片刻后，数1、2、3。然后收腹，尽力呼气，想象将所有的紧张都呼出。重复一次这个过程。现在感受双肩的放松。在想象中，远处的山越来越清晰，郁郁葱葱的树木随风摇曳。听觉变得异常清晰，耳旁响起微风吹过的沙沙声，温和又动听。郁郁葱葱的树木中有白色的鸟飞起，轻快地越过树梢。视野变得越来越清晰。伴随每一次深呼吸，仿佛能听到清澈的溪流发出潺潺的声音，一片落叶轻轻落在水面上。感受四周的寂静与安详。

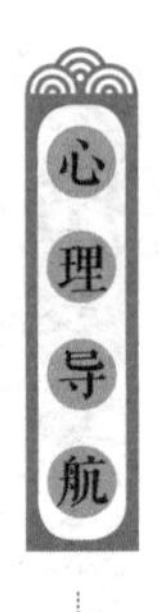

除此之外，你还可以坚持正念冥想，在心神不宁时提高专注力（见下篇第二章）。

三、间接暗示的艺术

既然是艺术，那么在自我暗示的构词上就需讲究一番。

通过重叠、肯定与否定的语词来编排并限制意识。你可以重复这样的话："当我们疲倦时，我们的眼睛会眨得慢一些（肯定），并且有时候会在我们完全没有意识到的情况下闭上（否定），或者继续保持睁开（肯定），以便察觉到我们感到的疲倦。"（无论是睁眼还是闭眼，都受限于来访者客观真实的经验：

疲倦时眼睛眨动会减慢）“我们大多数人会尽量避开（否定）可能引发眼泪的情境，但它们却常常与最重要的事情紧密相关（肯定）”。对此，直接暗示时不使用否定词，如“我感觉到疲倦，眼睛越眨越慢，随后闭上，仿佛被胶水粘在一起，难以分开”或者“我肯定想起了某些与眼泪相关的情境，并且能够清晰地回忆起来”。

利用并列语句将身体的感知与心理的恐惧分离开来。例如：“刚才我很顺利地回想起了那个梦境。我可能会闭上眼睛，让一些片段浮现出来，或者睁着眼睛以便更清楚地看到这些片段……这让我感到恐惧，很多人可能会因此想要逃离，但我却像其他人一样，双腿动弹不得，同时听到自己慌乱的心跳声。而我则知道，只要喊出一声，无论是谁的名字还是仅仅是一声尖叫，都可以让我的身体醒来，而将恐惧留在某个地方。”

失眠时，我们也可以尝试间接暗示。例如：“很多人在醒来后会感到疲倦，或者整个身体沉重，即使我已经很快地离开了卧室。因为当我感觉沉重时，周围的许多东西似乎会变得轻盈，或者像水面上的一张纸。它随着水流快速地从我眼角的余光中向后移动，让我感觉自己向前移动得很慢。我可能会感到费力，也可能觉得时间过得异常漫长，甚至有些停滞不前。睡了很久很久……我都不知道有多么舒服，因为我感觉自己走得越来越慢……”这里利用的是具体且真实的经验——水流及其上漂浮物的相对移动所产生的运动性错觉，来创造睡眠时间延长的积极暗示。而直接暗示则是对自己说：“我的思考、感觉正逐渐变慢，外界的任何声音都从耳旁消失，身体变得沉重而温暖，时针也像我的身体一样越走越慢，现在甚至停了下来。我感觉自己睡了很长的时间，感觉十分舒服、轻松。”

【本章结语】

无论你是否愿意，我们都生活在暗示与自我暗示的世界中。坚信与否，都不过是“桥流水不流”或“水流桥不流”的心理游戏，心灵的微妙变化早已在悄然进行。利用积极元素既是一个有意识的过程，也是无意识构建的一部分。人在努力发展自我的同时，也无形中促进了自我某些方面的衰退。消极与积极并非彼此的对立面，而是暗示的结果，并可通过暗示进行转换。

（陈嵘　赵丽君）

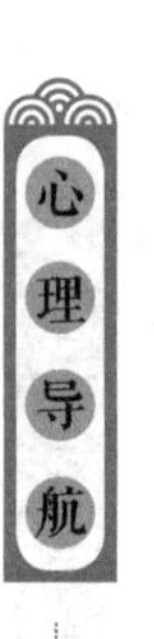

第二章
正念减压简易行

在完成各种挑战性任务的过程中，人们可能会思绪纷扰、犹豫不决，导致无法集中注意力，即便是看似静谧的发呆时刻，也可能浮想联翩、心神不宁。那么，如何训练自己达到高度专注的能力呢？所采用的方法既需贴合现代人的生活背景，又要融入本土文化，符合中国人内心深处的文化“基因”，这样才能被真正理解、内化并吸收。其中，“正念”这一概念源自佛家的内观禅修，它在跨文化的发展中日益展现出明心见性的哲学智慧。

第一节　明心见性专注力

一、面对压力，思绪纷扰

数万年前，生活在非洲草原上的早期智人已经进化出了较为发达的大脑。一方面，他们为满足生存需求而设定目标、规划方案、防御危险；另一方面，这也带来了烦恼，如彼此间的嫉妒、对遭受攻击的担忧、对食物匮乏的忧愁以及对疾病和死亡的恐惧。因此，尽管大脑仅占体重的2%，却消耗了身体

20% 的能量。时至今日，这种情况更为显著，人们追求成功的目标接连不断，观念选择与选择性焦虑交织在一起，复杂的人际关系也让人纠缠不清。在应对各种压力的过程中，人们往往会想得过多，难以高效、全情地投入，从而影响任务的完成，进而产生挫败感，加重心理负担，形成恶性循环。由此可见，培养专注于当前问题的能力才是真正意义上的减压，也是平衡工作与休息节奏的关键。否则，工作效能低下而一味强调“休息”，只是逃避现实的减压幻想。

近年来，认知神经学的研究发现，大脑的扣带回、内侧前额叶、双侧角回、双侧外侧颞叶以及双侧海马等共同构成了默认网络，这一网络负责管理预警、监督、反思、假设等心理活动。当我们的注意力从外部事物上分散转移时，该网络的活动会增强，进而假设各种危机，想象各种可能的情景，反思记忆中失败的经验，导致思绪纷至沓来，无法专注于当下发生的事情，也难以优化选择恰当的应对策略。这是因为静默网络与负责注意力的网络之间存在相互拮抗的关系。当然，事物总是有利有弊的，当我们能够充分集中注意力于眼前的事物时，静默网络的活动会减弱，从而帮助我们更有效地应对和解决问题。然而，有人会提出疑问：发呆时情况又如何呢？此时，静默网络就像汽车处于“空挡运转”状态，因为人在发呆时看似什么也没做，但实际上注意力是分散的，幻想连连，心绪纷扰。

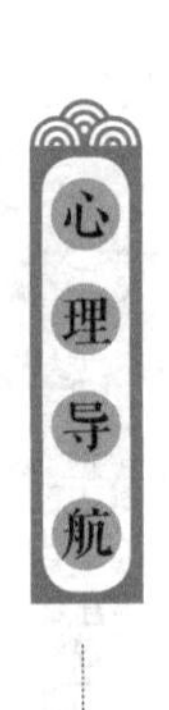

二、正念明心，专注当下

集中注意力于眼前的事物，思考与之紧密关联的策略和方法，即带着好奇心与探究欲充分投入，伴随心流体验（详见下篇第四章），这样大脑的认知活动就会从静默网络转向注意力网络。近年来，积极心理学的洞见促使人们进一步探索：如果将注意力集中于自己的身体感知觉，而非心神不宁的状态，是否更能锻炼人的专注能力？答案是肯定的，这种方法就是正念内观法。

正念源于传统文化，却又超越了文化的界限。其最早可追溯至数千年前的佛教经典《四念住经》。之后，其哲学理念在流传过程中不断被更新、诠释，被誉为“东方的心理治疗”。时至今日，它已拓展出更丰富的存在——人本主义内涵，即接受与非评判的内观态度。只有非批判地接受一切，才能坦然面对，才能为自己的思想增添更多温暖、友谊和自悯，因为拒绝与逃避只能暂时压抑痛苦。因此，正念就是有目的、有意识地关注、觉察当下的一切，且不作任何判断、分析、反应。经过一段时间的训练，人们便会习得集中注意力的反应模式，当面对压力和挑战时，能够迅速保持专注。20 世纪 70 年代，正念被介绍到西方，并与现代心理治疗快速跨文化融合，从而诞生了正念减压、辩证行为疗法、接受实现疗法、正念认知疗法等方法。

第二节　正念练习简易行

基本的正念练习包括培育专注力、觉察呼吸与应用于生活三个部分。

一、培育专注力

对于难以集中注意力或无法带着新奇感专注于当下的人来说，需要通过一定的训练来培养新的习惯。最简单的方法是以一种全新的视角去观察、认识和品尝“一颗葡萄干”，感受它进入口中、咀嚼以及吞咽的过程，体会自己的身体因这颗葡萄干的加入而增加的重量，以此来提高对自己感受的敏锐度。

自我指导语

葡萄干练习

每句话之间至少停顿10秒：想象我的眼前摆放着一些物体。现在，我开始专注于其中一件物体，并想象它是我生命中从未见过的东西。我拿起它，放在手掌中，用手指轻轻夹住。我仔细地观察着它，然后在我的手指间将它翻转过来，仔细审视它的表面，留意它的每一个发光点。我的眼睛仔细地观察它的每一部分，就像从未见过一样。此时，也许会有各种各样的想法、情绪或质疑涌现，但我不去阻止它们，只是注意到它们的存在并与它们共存。我慢慢地将注意力拉回到这个物体上。现在，我拿起它放到鼻子下面，每吸一口气，都仔细地注意它的气味。接着，我慢慢地将它移到嘴边，并注意到我的手和胳膊是如何精确地知道该把它放在哪里的。然后，我轻轻地将物体放入嘴里，不咬它，只是注意它是如何被接纳的，探索将它放入嘴里的感觉。一切准备就绪后，我有意识地咬了一下，注意它所散发出的味道。现在，我慢慢地咀嚼它，感受着嘴里的唾液以及它形状的变化。在准备吞咽之前，我思考自己是否能先察觉到自己的意图。最后，我感受着吞咽的过程，感觉它向下移动到胃里，同时也意识到我的身体增加了一个葡萄干的重量。

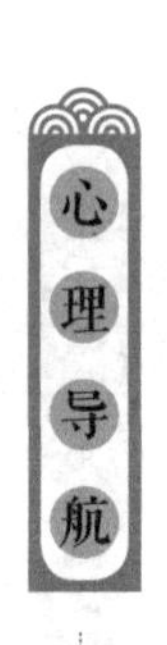

二、觉察呼吸

正式的练习需要在一个安静而不被打扰的地点进行，每次大约需要40分钟。

（一）准备

首先，准备一个钟表或其他计时工具。然后，找一把既能让你坐得舒适又能让颈椎保持基本垂直的椅子。此时，你可以将颈椎紧贴椅子靠背以作支撑，或者坐得靠前一些，因为这样的姿势有助于你更加专注。

（二）练习

1. 通过呼吸训练专注力

请想象一根绳子固定在你的头顶，它轻轻地向上拉动你的身体，使你的脊椎拉长、挺直。接下来，你可以前后左右轻微晃动头部，直到找到舒适、自然的平衡位置。同时，将双手轻松地放在大腿或双膝上，以增强稳定感，但避免用手臂支撑整个身体，以免导致身体后倾和紧张。

尽量保持这种静止状态。如果你突然产生搔痒或调整姿势的冲动，尝试观察这种感受而不要采取行动，因为练习抑制冲动的应对能力有助于增强你的专注力。

一旦你以舒适且警觉的姿势坐下，请闭上双眼，在接下来的20分钟内按照以下指导进行操作：我觉察到自己正在呼吸的状态，并专注于呼吸的感受。我尽量专注于每一次呼吸过程中腹部的起伏感，然后感受自己是否能觉察到呼吸的整个循环过程——先吸入一口气，肺部有一种相对饱满的感觉，然后呼气，感到肺部好像被腾空。依此循环进行。

需要注意的是，你不需要以任何方式试图控制自己的呼吸。

这是一项专注力训练，而非呼吸放松练习。你可以进行短促的浅呼吸，也可以用相对长的时间进行深呼吸。例如，前 1 分钟浅呼吸，后 1 分钟深呼吸。你没有必要对呼吸进行调整或改变，因为你只是利用呼吸的感受来培养专注于当下某事的能力。而且，大多数情况下，你会很快发现自己的注意力开始偏离，例如去感受身体的其他部位、涌现各种杂念等。这其实很正常，你只要接受这种游离不定的状态，然后慢慢将自己的注意力拉回呼吸的过程。当计时器提醒你完成了 20 分钟的专注力练习后，即可进入下一个步骤。

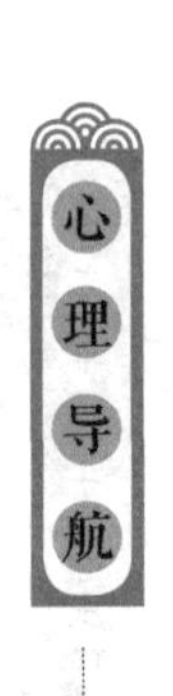

2. 感受当下的一切

现在，请你聆听所有传入耳中的声音，就像你在听一曲交响乐，或者在夏日的夜晚聆听鸟鸣、蟋蟀声、风声一样。像一个音乐家一样去感受声音，而不要给声音贴上好恶的标签。睁开眼睛，然后再次闭上，继续感受自己的身体与椅子、其他物品表面之间的接触。体验来自每一个接触点（如臀部、腿、背部、颈部、手）的各种感受。接下来，将注意力转向周围大量环绕于你的空气带给你的接触感。观察并体验皮肤暴露的地方你的感受如何：空气是温和还是凉爽、静止还是流动；觉察鼻底部位的呼吸感，当你吸气时是否感到凉爽，呼气时是否感到温和。最后，花点时间注视周围的环境，目光所及呈现出的各种颜色、形状和质感，尽量让自己像艺术家一样去接受它们，而不要给所见的东西贴上好恶的标签。这个过程大约需要 20 分钟。

三、应用于生活

专门的正念练习为生活实践奠定了基础。此时，只需稍微调整日常生活习惯，在任何未被特定任务占据的时刻，运用正念来觉察当下。例如，你可以在每天醒来时，先花些时间专注于自己的呼吸，观察并体会躺在床上时身体的感受、房间的布置、透着微光的窗帘、空气的温度以及周围的声音。刷牙时，专注于身体的动作、手与牙刷柄接触的感觉、刷毛与牙齿接触的感觉和声音、牙膏的味道以及泡沫在水池中被冲走的形态。洗脸时，关注水的温度、毛巾与脸部接触的感觉、毛巾的颜色与质感。就餐过程中，观察碗里食物的质感、颜色、形态；咀嚼时，将注意力转向咀嚼的过程，尽量让自己真正品味食物，及早觉察到饱腹感，避免吃得过多。洗碗碟时，尝试专注于清洗液从双手滑落的感受、食物残渣的颜色与质感，以及清洗后欣赏碗碟表面的光洁。即便在走向汽车或公交站台时，也可以注意双脚接触地面和双腿迈进时的感受，甚至好奇地观察自己走路和呼吸的方式。

在日常生活中实践正念是一个有趣的过程。尽管由于现实条件的限制，我们无法时刻保持这种状态，但这样的练习能帮助人们不断觉察如何集中注意力，从而能迅速而高效地应对各种任务与环境变化。

患者经验

正念练习的感受

我曾经被头脑中纷至沓来的各种念头弄得心力交瘁。学习正念减压后，我开始尝试将其应用于日常路途中。那一天，我心情烦躁却又不得不去参加一场重要的考试。我深知此刻最需要的是一个良好的状态，于是从家中出发起，我就全神贯注于步行、乘车，直至找到考场和座位的整个过程。那些令人心神不宁的担忧和烦恼，迅速地从我的脑海中消散了。更令人惊讶的是，我轻快而准确地找到了考位，没有任何多余的动作，随后头脑异常清醒地顺利完成了所有考题。这次意想不到的临场表现让我欣喜不已。因为在此之前，我肯定会被烦恼所困，感到无比焦虑和紧张，甚至可能会错过车站。而这次尝试，让我更愿意在杂念丛生的思维困境中，有意识地提醒自己回归当下，或者通过呼吸将自己带回当下，觉察当下所发生的一切。这样做缓解了我的脑疲劳，使内心逐渐趋于平和。

【本章结语】

我们只能活在当下，此时此刻，不是过去，也不是未来。因此需要在思绪起伏、情绪变化时，通过正念觉察当下发生的一切。接受快乐，同时拥抱痛苦与疼痛，这样才能真正面对并承受压力。正念并不等同于身体放松，而是一种专注与投入的能力。唯有如此，我们才能更充分、更坚定地体验各种情感，协调人际关系，而非被苦痛所纠缠。

（兰戎　陈嵘　李明泓）

第三章

思维辩论解困惑

一念起，一念灭，思维的力量可见一斑。限制人生发展的并非外在世界，而是思维中的壁垒。这壁垒曾保护过每个人，但在新环境中却可能“囚禁”人的视野。心理世界广阔无垠，人却易于自我设限。我们无法避免所有苦难，但可通过辩证思维拓宽思路，摆脱负面暗示带来的困惑，回归生命本真。

第一节　思维荒谬之极端

法国哲学家伏尔泰（Voltaire）曾言：“心存怀疑虽是不悦的体验，但至少不似深信不疑那般荒唐。”此言意味着，通过假设与证伪可求真知，这并非让人陷入牛角尖，而是从悖论中审视并摒弃不合理观念，以减轻自我困扰。

一、无意向有意之转化

人类发育基于有限构造，发挥正常功能。为生存，我们习得节省能量与注意力的方式，大脑常依赖情感、记忆与经验迅速判断，以应对眼前情况。部分自动化反应人类天生就具备，如婴儿感知饥饿与回避，但人类大部分应对方式则是经有意识学习后，反复使用而固定下来的。这解释了人类的无意识过程，即许多认知、情绪、行为与生理反应为何如此自动化。例如，学习骑自行车需有意识模仿保持平衡的动作，一旦学会便成为“自动化过程”，多年未骑，上车仍能自动操作。同理，认知过程也如此，观念形成初需有意识注意力介入，一旦稳定便高度自动化。大多数情况下，大脑与中枢神经系统正常运行，隐藏于记忆中的认知经验会按此前建立的逻辑迅速分析、决策并解决新问题。

然而，这种内在思维能力并非总是无往不胜的。当感觉步履维艰、情绪失控或行为迟缓时，意味着习以为常的经验已不适应变化，如能自动骑行却无法据此驾驶汽车。此时，需更新、升级认知系统，重新经历从无意识向有意识转化的学习过程，否则将深陷陈旧思维惯性中无力自拔。由此可见，很多时候，限制我们的并非环境变迁，而是前进道路上的思维桎梏。

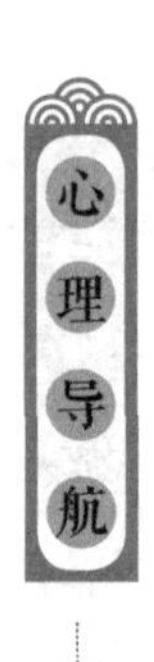

二、极端思维之荒谬

我们常将正常愿望、目标或偏好扭曲视为绝对要求，以“应该和必须”为标准。只要有意识反思，便能清晰发现，这种不顾客观现实、纯粹从主观意愿出发的极端思维具有荒谬性。

（一）针对自我的必须式思维

“我必须很好，要获得别人认可，否则就一无是处”“我必须每次考试都第一”“我必须成功完成每个重要任务”“我必须在每个工作项目（每次考试）中表现优秀或完美”“我必须很完美，别人才会喜欢我”。此思维清单可无限罗列，但当我们未能实现这些目标时，便会感到焦虑、抑郁、自卑和不安。以“我必须很完美，别人才会喜欢我”为例，进一步推演会发现其荒谬性：首先，你无法在身材、财富、学识上都达到顶级状态并一直保持；其次，你无法控制别人是否喜欢你；最后，自觉完美与别人喜欢你之间并无因果关系。

（二）针对别人的必须式思维

“其他人必须百分之百体贴、善良、公平地对待我，否则他们就是坏人”“他人必须帮助我得到任何我想要的东西，并阻止我不希望的事情发生”“当我希望他们喜欢我、认可我时，他们必须这么做”。当别人不能遵守我们的命令，不能完全按我们所想对待我们时，必然导致生气、发怒、暴怒、仇恨、争斗和毁灭等情绪和行为。此时，只要按此逻辑继续推演“我对别人有这样的极致要求，那么我也必须按这些要求去对待任何人”，便能迅速发现：自己对别人的绝对化要求，就连自己也做不到，那又有何理由要求别人呢？

（三）针对环境的必须式思维

“我的生活条件必须时时刻刻按我的要求来，否则我的生活就糟透了，这个世界也糟透了，我根本无法忍受”“天气状况必须符合我的心意，完全按我的需求而改变”“政治经济形式在任何时候都必须符合我的需要，不能有违我的个人利益”。这种要求往往降低我们对挫折的忍耐力，导致抑郁、拖延、沉溺和其他不良后果。事实上，只需按其逻辑继续推论下去，便能意识到“自恋的幻想”反而禁锢了决策与行动的能力，荒谬到脱离现实的程度。

由于我们的思维偏好于使用“自动化”反应模式，因此常常不认同甚至否认这些荒谬思维。这意味着仅想一想远远不够，需将其写下来。书写过程更易集中注意力，从而发现这些绝对化想法是目前不可能完成的任务。当意识到不可能完成时，其荒谬性自然显露端倪，则我们为放弃这些想法、重建合理思维做好准备。

第二节　自我辩论解困惑

美国心理学家阿尔伯特·艾利斯曾幽默地提问："为什么你的脖子上长着别人的脑袋？"观念决定行动，因此，你需要有意识地训练自己，建立一套科学的思维方法。然而，仅仅依靠灌输说理并不能更新认知系统，因为人类倾向于幻想"一切事物按照自己的主观意愿发展"，以满足自己的本能欲望。于是，艾利斯鼓励我们："你可以思考，你可以思考你所思考的，你甚至还可以思考你为什么思考你所思考的。"而这一套突破认知迷雾的利剑，已被广泛应用于心理咨询（见"案例链接"）。你可以从旁观者的角度，窥见自我辩论的窍门。

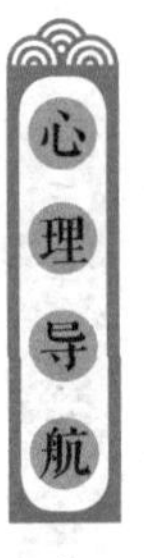

案例链接

针对必须式思维的咨询对话

来访者：我必须是优秀的，必须比所有人都优秀，否则我就是失败的。

咨询师：所以你假设自己在智力、知识、能力、体力上都是最棒的！你是如何做到这一点的呢？

来访者：我必须做好每一件事，否则就会遭到各种指责。

咨询师：好像你能预知别人的想法和接下来会发生的事情一样。你是如何获得这种能力的？

来访者：我必须让别人都认为我是好的，哪怕压抑自己也要做到这点，绝对不能被别人说三道四。

咨询师：噢，那别人的“好”的标准你知道吗？

来访者：（迟疑）不知道。

咨询师：那你得好好去探寻每个人认为的“好”是什么样的标准。

来访者：这怎么可能？

咨询师：可能的啊！这样你这一生就有事做了，可以终其一生去寻求别人认为的“好”的标准是什么，并且努力达到它！

来访者：你开玩笑的吧！

一、分清事实与想象

引发神志异常的歪曲认知在每个人的头脑中或多或少都存在。建立思辨能力的首要步骤是区分思维内容中哪些属于事实，哪些源于想象。

保持自我意识清晰的自我提问往往简单、直接且颇具穿透力：我是在对事实做出反应，还是在对想象做出反应？事实是可证实的，是客观的；而想象则不然，感觉也并非事实。例如，我很害怕向领导提出问题，因为我担心他会对我发火，会认为我连这么简单的问题都不会，简直太笨了。这时，可以问自己：“我这样想的时候有客观依据吗？”第一种情况，虽然这个领导对下属要求甚高，但批评和生气主要针对工作完成情况。而我在做出这些推论时，脑海中涌现的情景大多是愤怒的父母、严苛的老师、令人厌恶的面试官等，这意味着我的思维建立在主观感觉与经验之上，并非事实。第二种情况，预想被领导批评、指责后可能出现的各种糟糕至极的结果，也是基于主观感觉的推论。即便你可能从同事那里听闻某些事情或言论，但也忽视了各种现实情况因人、因事、因情境而不同的客观事实。第三种情况，如果你确实与该领导发生了情绪摩擦，那么客观评估会更有力地支撑你寻求支持，采取具体有效的策略先解决冲突，而不是困扰于该不该问、能不能问，并因放大紧张情绪而裹足不前。

二、反驳绝对化思维

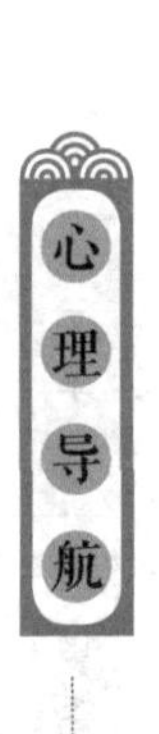

坚持罗列“必须”和“应该”的绝对化思维，并积极有力地做出反驳，直到坚信这些想法都站不住脚，这是自我训练的关键步骤。例如，反驳将一切夸张化的想法：“如果一次考试（或一个项目）被我弄砸了，确实很不好，但这事真的有这么糟糕和可怕吗？”反驳我无法忍受的抱怨：“我真的无法忍受这个成绩或失去某人的爱吗？”“这个损失会要了我的命吗？”“一次成绩下滑就意味着我再也不会考好，或者失去这段感情就意味着我再也无法感到快乐了吗？”反驳对自己和他人的责备：“如果我说了一次谎，我是不是就成了一个该下地狱的坏人？”“如果我的这个行为是错误的，我就因此是一个无可救药的坏人了吗？”“假设我的这个行为被谴责，是不是我这辈子就无法纠正而永远被谴责？”“如果我犯了一个错误，我就变成一个满身错误或失败的人吗？”反驳以偏概全的看法：“因为我这次考试失败了，就证明我的其他考试都会失败吗？”“尽管我脱离这个项目很长时间，怎么就证明我永远也无法完成它呢？”“我无法快速完成其他项目，我就是个失败者的证据在哪里？”反驳自己掩饰失败的借口：“假设我声称被老师批评了却满不在乎，这真的就是一件好事吗？”“假如这个事情的成功一点都不重要，它会帮我过上快乐的生活吗？”

我们积极、主动地去反驳这些想法，并不意味着我们再也不会被现实和思维困扰，也不表示我们会永远快乐。但至少能够增强自我掌控感，为下一步的自我对话建构动力。

三、自我对话促修通

（一）实证型辩论

任何人的失败经验中都有被我们忽视的例外（见下篇第六章）。只有找出这些隶属于个人的独特资源，才能用客观存在的实例来校正不合理的思维。因此，这种检验证据的方法聚焦于从实证角度瓦解荒谬的逻辑。那些未曾被有效关注到的科学常识、他人经验往往为证据提供素材。例如，认为考第四名是很糟糕的事情时，可以试着回想：过去当自己失败时，是什么帮助自己度过了那次危机？内疚自责，甚至想要一死了之时，回顾一下在什么情况下或做什么事情时不会有这样的想法？当意识到自己正在钻牛角尖而放大焦虑、恐慌、抑郁情绪时，需要反思：“所有人在面对类似处境时，都和我一样吗？”于是，通过学习其他人有利的经验，就能为自己摆脱困境提供更多切实有效的策略和方法。

（二）逻辑型辩论

有些时候，经过努力确实无法找到客观的、能击破不合理思维的实证依据，但这并不意味着我们只能坐以待毙。此时，你就需要对选择性的难题展开逻辑思辨。例如，自认为考不上名牌学校或不能获取更高职位就是失败，从而郁闷烦恼。首先我们承认，名牌学校与更高的地位确实是成功的标志之一，现实世界中存在对事物优劣、好坏的评价标准。其次，我们也会承认，自己选择了外界对学校、职位的评判标准来替代自我评价，因而导致情绪困扰的根源是选择性的冲突。我们难以左右现实的结局，但可以根据自己的真实情况与内心感觉重新选择自我评价的原则，以使自己朝着自觉难以达到的目标努力，同时内心保持坦然、乐观和积极。由此可见，降低期望值并不等同于放弃目标，也并非找个理由为自己开脱，而是通过逻辑思辨区分内在与外在，在各种标准中做出选择。再如，“我的领导必须看见我的努力并且肯定、鼓励、赞赏我”的绝对化信念，也可以做类似的自我对话：“因为我工作非常努力，所以领导就必须看到我的努力，肯定我、鼓励我、赞赏我，这符合逻辑吗？我希望他肯定我、赞赏鼓励我这种强烈的愿望，与他会肯定我、鼓励我、欣赏我之间有必然的联系吗？我绝对不能没有他的欣赏、肯定吗？如果失去他的肯定、欣赏，我就活不下去吗？没有他的欣赏、肯定和看见我的努力，我的努力就没有价值了吗？”思辨的结果会让我们发现，从谋求他人认可转变为自我肯定是人格成熟的标志。不论领导是否看见或给予正面回应，别人的评判标准是别人的，最终对于自己的努力付出，我们只能选择自我认同。

（三）哲学型辩论

面对挫折与苦难，我们所熟悉的反应主要是情绪化与理智化。前者保留了很多儿童式的思维，偏于感性；后者则假设人可以理智地应对各种危机，缺少感性与共鸣。通过实证与逻辑思辨，往往可以让我们更趋向于合理地解决日常苦恼。但面对生老病死、灾难等存在性的难题，常常需要做出哲学化的反应。哲学是基于对世界基本和普遍问题研究的学问，是我们对世界本质、发展规律的认知。追溯其词源，有“追寻智慧”的意思。

可以说，“哲”的源头历史久远。虽然学界认同中国哲学起源于东周时期，以孔子的儒家、老子的道家、墨子的墨家及晚一些的法家为代表，但实际上早在《易经》中就已经开始讨论哲学问题。时至今日，我们仍然可以从“孔门十哲”“古圣先哲”中寻觅面对存在性危机的智慧。庄子晚年妻子亡故，是人生之大不幸。他的老朋友惠施闻讯前去吊唁，却看到庄子坐守棺旁，两腿八字张开，放声歌唱且手拍瓦盆伴奏。惠施不解并指责其言行失当，然而庄子却说：“我也是人，也很悲伤。但经历了一夜的悲伤之后，我更庆幸目睹了一个生命从恍恍惚惚的混沌中走来，经历了种种苦难，最终重返大地母亲怀抱的伟大过程，如同春夏秋冬更替不绝。此时不唱欢送，反而嗷嗷哭送，那就太不懂得生命之道了。”

由此看来，哲学式的辩论并非摒弃人伦常理。痛苦乃人之常情，但面对必然的、无法回避的归宿，如何能够在敬畏与尊重中获得超越？看似若隐若现的哲学，恰恰能够带我们穿越那些难以逾越的界限，而又饱有人性的温度与接纳。

【本章结语】

德国哲学家亚瑟·叔本华（Arthur Schopenhauer）曾言：“世界上最大的监狱是人的思维意识。”尽可能地拓展思维的广度与宽度是成长的必然。思维有多包容，我们能看到的世界就有多大。在现实世界中富有智慧地思辨，拆除禁锢我们的围墙，愿意更加开放地去尝试，人生就有无限可能。亲爱的朋友，与其在等待中枯萎，不如在行动中绽放。

（张涛　陈嵘）

第四章

升华表达成领悟

没有应激就没有生命，痛苦与生俱来。成熟始于面对丧失，问题不在于痛苦本身，而在于如何应对痛苦。在各种应对方式中，有的较易被人察觉（见上篇第三章第三节），有的则是潜意识反应。我们将这些面对痛苦、试图摆脱内心冲突的攻防转换机制称为自我心理防御。防御方式的发展水平与人格完善程度紧密相关，从原始、简单、幼稚逐渐演变为复杂、成熟，这样方能在面对困难时稳住阵脚。

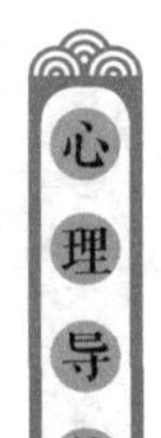

第一节　人生苦痛须升华

一、攻防转换与心理防御

压力、挫折、冲突如同“暗箭伤人”，惊扰心理世界而“调兵遣将”，采取挂牌免战、以守为攻、乔装改扮、暗度陈仓、迂回包抄等策略，兵不厌诈，处变不惊。

（一）挂牌免战

家庭为婴儿提供庇护，使其免受危险，从而使其能简单地拒绝承认各种令人痛苦的事件——即便“兵临城下”，只要挂起免战牌，便能眼不见为净。这种原始的自我保护是我们最早掌握的技能，其后续发展出的所有防御手段都或多或少包含否认的成分。即便成年后，我们也会偶尔、短暂地使用否认机制，如突患重疾、灾难降临，暂时认为其并未发生。然而，持久或完全依赖这类原始方法处理复杂的成人冲突，必然导致主观心理世界与客观现实世界分裂，从而出现幻觉、妄想。

（二）以攻为守（投射）

拒绝承认已发生的客观事实，导致心理体验在不经意间分为接受的与不接受的。接受的往往关联愉悦情感，而不接受的则关联焦虑、恐惧、烦恼、羞耻等。如何处理那些不被自己接纳的情绪、态度、欲望和动机？还有一种应对方式是将原本属于自己的心理活动“投射”给他人，一旦他人表现出相应特征，便认为自己没有而都是对方的想法。这种从婴儿期就开始运作的防御策略称为投射，例如不愿接受饥饿时的身心痛苦，便认为自己创造出的母亲形象“不好”。成年后，人们更擅长使用投射技术。自己有伤害他人的冲动，却认为别人试图或正在伤害自己：对方抵制——你看！就是你在攻击我；对方紧张——你心中有鬼；即使对方逃避也能证实自己的猜想——你不想伤害我为何要躲着我。于是，先下手为强，为自己攻击对方找到理由。青春期逆反也存在投射，父母与孩子都认为对方很糟糕。再如，一个自觉成功者往往通过诱导他人的失败来印证自己的优越，彼此影响、相互塑造。以此类推，控制者常要求别人听从自己的安排；自我牺牲者总强加给别人内疚感；美容师营造丑形焦虑，让更多人感觉身体存在缺陷。长期陷入投射关系，虽平衡了自己，却模糊了人与人之间的心理边界。只要别人向你投射时，你能够保持放松，不对抗、不逃避、不攻击，就能重新划清界限。

（三）乔装改扮（内化与模仿）

生命进入 1.5 ～ 3 岁，幼儿掌握了另一项技能，即吸收父母及其他成年人的特征，从而感觉在面对环境压力时更有力量。幼儿的这种吸收、内化毫无选择，例如来自他人粗暴的言行、动画片里高声的对骂等信息都会对幼儿产生潜移默化的影响，进而在烦躁时出现撕咬、乱扯、击打等行为。如果成年人退行至幼儿期，也会非理性地吸收，例如本没有躯体疾病，却把各种不适内化，引起自认为似乎可信的“病证”。随着年龄增长，分辨力提高，开始有选择地吸收部分特征而非全部，例如模仿选秀电视的角色，歪歪扭扭地走台步；模仿不同性别成年人的衣着、举止，游戏出大人的样子等。全盘或部分吸收外界元素丰富了我们的想象力，进而幻想自己拥有卓越的智慧、财富、地位，以弥补缺失。

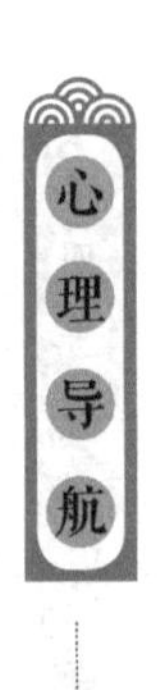

（四）暗度陈仓（合理化与置换）

乔装改扮式的心理防御如同空城计，不免有露馅之时，焦虑会再次涌上心头。如何克敌制胜？伴随儿童期思维的飞跃式发展，更复杂的防御方式崭露头角。最显著的标志是出现合理化。葡萄本是甜的，但未得到时说“还好没吃，因为葡萄很酸”，贬低目标以及时止损，维持心理平衡。例如，多人竞争某个机会或职位，失败的人只好酸溜溜地把未得到的机会、职位说成一文不值。反之，品尝到柠檬是酸的，却皱着眉头说成很甜，以扩大所得。鲁迅笔下的阿 Q 正是这种精神胜利法的拥趸。然而，理由越多，被压抑的情感越强烈，忍无可忍时，可能将激烈的情感转向另一个人或情景，迁怒于人、迁怒于物。例如，母亲在单位受了气，迁怒于父亲，父亲不明原因责骂孩子，孩子再打宠物，宠物只有咬拖鞋宣泄愤怒，负性情绪常常在“心理上的亲人”之间置换、转移。

二、苦痛升华伴心流

防御不是万能的，但没有防御却万万不能。就像给电脑预装杀毒软件，虽能防止病毒感染，但也需要常常升级新版本。通过不断更新，将不易实现的欲望升华为有建设意义的行动，如写日记、深度交流、著书立说、科学研究、体育竞技、服务社会等，这样既能满足自己的欲求，又能实现自我与社会价值。

人只要投入某项具体的建设性活动或工作中，目标就会变得更清晰，行动与觉察也会相融合，从自我纠结的心态过渡到全神贯注于此时此刻的行动，甚至目标达成时会感觉时间过得飞快。这种“沉浸”状态被积极心理学称为心流。升华痛苦的过程中必然伴随心流体验，如交流的话题越深刻，沉浸感就越明显，往往会忽略时间的流逝。值得注意的是，上网游戏、赌博也会让人十分投入而沉浸其中，但这种全情灌注并非心流，因为这些活动对我们没有建设性，与真实的意义感无关，甚至可能损害健康。

第二节　恰当表达即疗愈

伴随心流体验，心理能量会自然流动、转化和调节。而这些关联意义感、价值感的表达方式须具备以下 3 个基本条件：①从事的活动有明确的目标、行动准则与具体的评价标准，这样才知道要做什么、如何做；②活动能及时得到结果的反馈，通过积极、正向的自我强化，以增强掌控感；③个人技能与挑战须达到平衡，如果任务难度过高，易导致过度焦虑，反之，则可能陷入无趣。

一、语言表达抒胸臆

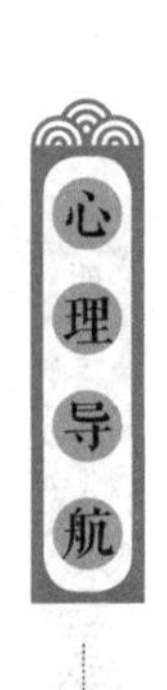

口语、文字的交流与沉淀是升华表达的基本方式。那么，如何恰当表达呢？无休止的抱怨也是交流，网络乱发攻击帖、谣言帖也是写作，但这些方式缺乏启迪人思考的社会价值。因此，恰当的表达不仅直抒胸臆，更意味着心灵的陪伴、共鸣、理解与尊重。德国思想家冯·歌德（Johann Wolfgang von Goethe）年轻时因失恋而痛苦，于是写下名著《少年维特之烦恼》，既平衡了自我也安抚了他人。一份自我疗愈的心理日记，记录的不仅是回忆，更要走出回忆；反省的不是错误，而是对挫败利弊的哲学思辨；展望的不是未来，而是从未来回到当下；不是纯粹理性的分析，而是理性认知与情感的交织。停下笔的瞬间，内心既柔软又安静，同时看到各种可能性，并愿意投入现实生活。达到这一境界，除了阅读与坚持写作外，还须注意：①虚实互构，即在真实经历的故事中使用富有想象和比喻的描写，因为只有想象力才能捕捉情感体验。②角色四分，即分为真实自己、真实他人、内在观察者与内在自我四个角色。真实经历中的人物是客观对象，而引入观点、原理来分析现象或查证人物及写作时的心理活动、躯体感觉，则属于内在观察者。内在观察者把我们的思想、情感、躯体觉知区隔开来，与自我之间建立心理距离。进而再写下“此时，面对……我是一个怎样的人，我与往日有何异同，我的变化是什么”这样的问题，就可以建构出内部自我。③每一个作品都应有鲜明的主题，避免漫无边际地泛泛而谈。④从浪漫、被动而神情恍惚的状态过渡到深刻、睿智而辩证统一的思想。⑤接纳作品中糟糕的情感体验与躯体表现，但应多角度、多元化分析，避免绝对化、以偏概全。写作的主题可以很广泛，一个重复或印象深刻的梦、一段经历、一件事或本书各章节的自我洞察与疗愈任务等，但通常在“不写出来似乎会疯掉”的冲动时动笔效果更好。或许在写作的过程中，你会感觉写不下去，那就暂停或继续联想，以导出“内心被打断的梦想”。最后，经过反复修改，促进自我在表达中逐渐整合、趋于完善。

人际间的语言交流也是如此，应对事不对人，评价事情本身，而不是评价整个人。称赞他人时不能虚言表扬，虽然人偏好正性刺激，但也要遵循真实原则。如父母表扬孩子聪明，那意味着孩子必定做了聪明的事情。

二、补偿不足需适度

获得感是弥补缺憾、克服自身不足的重要方式。赠人玫瑰，手留余香；帮助他人，回馈社会。在收获感谢的同时，我们会感觉自己是有价值的，因为这种行为隐含着利他精神，而利他对于自尊感、道德感的建设性更强。利他主要表现为力所能及的具体行动，而超出自己的能力范围去过度利他，则是一种牺牲性的投射式防御。尽管自我牺牲被主流文化视为最高尚的奉献，但一味付出、牺牲自己往往意味着不允许被拒绝，这可能会造成对方过度内疚、自责、羞愧，甚至感觉被心理控制而愤怒。在人际关系中，我们可以把低自尊转化为自嘲的能力，以幽默的语言和行为巧妙化解冲突，这是补偿自卑感的独特智慧。例如，丈夫出门时被恼怒的妻子泼了洗脚水，面对被人围观的尴尬处境，他却摇头自嘲：“打雷之后必然会下雨。”

三、寄情山水与艺术

自然环境为人类提供了疗愈自我的生态系统。沐浴阳光可促进脑部合成褪黑素，从而改善睡眠；规律的户外运动可促进多巴胺等脑神经递质的分泌，有效改善抑郁情绪；摄影、绘画通过提升美感来满足精神需求，是每个人都熟悉的文化康养方式……与自然融合以疗愈身心的各种活动可追溯至远古时期。远古时期，人们就在石头和墙壁上雕刻他们的情感和生活场景。目前已发现的最早的绘画作品出现在大约两万年以前的旧石器时代晚期。而被遗忘或被压抑的记忆会以表象的形式在各种艺术作品中重现。

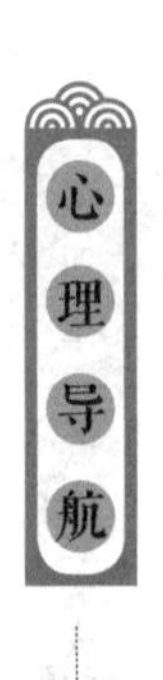

四、压制与压抑本不同

人为了保持心境平和，会尽量避免主动回忆引起内心痛苦的念头、情感或行为，以至于将痛苦的经历“遗忘”，这称为压抑。而那些被压抑的观念、欲望和冲动并没有消失，只是暂时潜伏于潜意识中，寻机上升至意识层面而影响日常行为。轻微而短暂的扰乱，如失言、笔误、失误等，属于正常现象；而病理性的压抑不仅压抑人的行为，更压抑人的想法，并表现出行为异常，如过度压抑食欲是对食欲的忽略和不尊重；过度的性压抑是对性欲望的全盘否定；过度的情感压抑则表现为不敢说“不”、不敢说“爱”，或者以严苛、扭曲的方式表达爱。

然而，压抑也有积极的一面，因为人类文明的发展以某些欲望的压抑为代价，这也是个体成长的必经之路。适宜而具有建设性的压抑应仅局限在行为层面而非意识层面。没有不应该的情和欲，只有不应该的行为。情欲只有与行为相联系时，才具有是非、善恶、对错之分。允许自己想但不能随意地做，是自我成熟的标志。内心的自由以自律为基础，正如美国心理学家斯科特·派克（Scott Peck）所言：“当一个人肯定自我价值时，就会采取一切必要的措施来照顾自己，而照顾自己也就是自律的真正意义。”这意味着在压抑行为的同时，个体应积极主动地制定行动目标、选择策略、规划方案，以延迟欲望满足的方式逐步解决现实问题。可以说，本书所有与自我洞察和自我疗愈有关的方法都属于这一范畴。

【本章结语】

内心痛苦是生存所必须付出的代价，它驱动我们发展出攻防转换的自我防御机制。从原始、幼稚、不成熟到升华表达，这既是成长的必然过程，也是成长的必要条件。面对困难，你可以允许自己暂时逃避，但现实终究需要主动去面对，因为只有经历过深度思考、心理对话、适度利他、艺术审美以及合理压抑，人格才能趋于成熟。

（陈嵘　汝晶　李明泓）

第五章

厘清家庭促交流

不论语言文字多么丰富，人们总在寻找原始、朴素、简单的符号，以象征内心世界与外在客观世界的相互关联，并借此变化出繁复却似乎有序的系统。星座、占卜、阴阳、八卦——这些符号系统通过类比、解释、应用，被用来预测吉凶祸福、推演命理走势，从而让人感觉能掌控无所不在的焦虑，并因此增添几分自信。心理学同样重视这些信息系统，视其为解读彼此的有益资源。

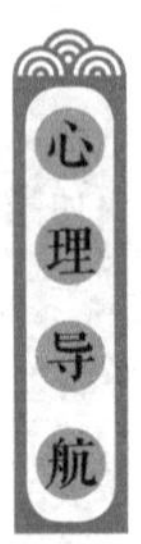

第一节　家庭符号初相识

绘制家庭图谱的过程，实质上是利用符号来建构代际传承的历史与结构。初学者或许需要边查边画，但几次实践之后便能胸有成竹。

一、家庭成员表示法

方形代表男性，圆形代表女性，三角形则表示孕期中的胎儿，中间的数字则标明其年龄；对于已故的家庭成员，在对应的方形或圆形上画“×”进行标记（图5）。

20 男（20岁）

17 女（17岁）

死亡的家庭成员

图5　家庭成员的符号

二、家庭关系描绘

家庭成员的婚姻状况与关系形态通过线段来清晰标识（图6）。实线代表已婚状态，线上还可标注结婚的时间；虚线则表示同居但未婚的关系。夫妻分居以“/”符号表示，而离婚则用“//”符号来标记。

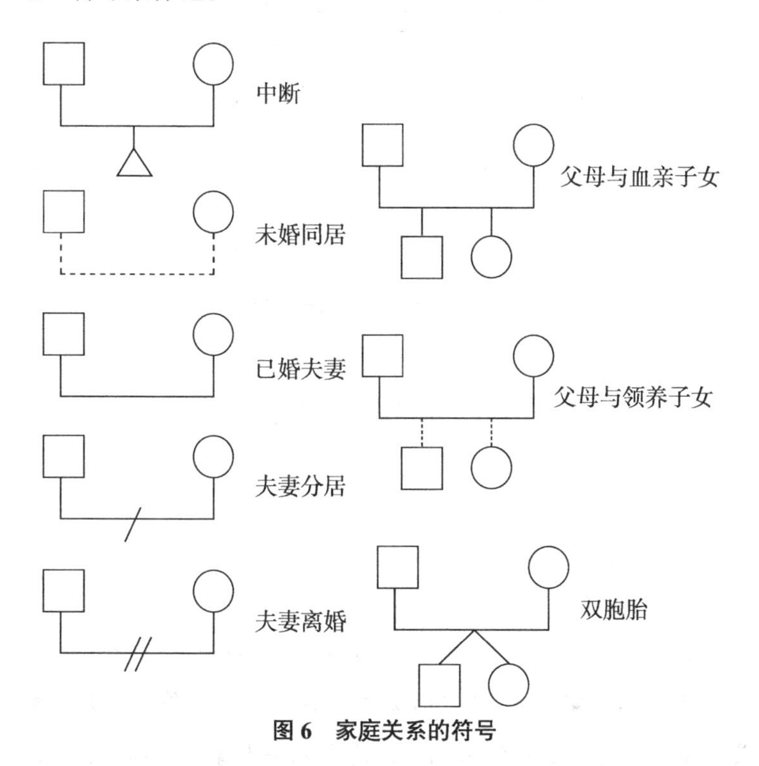

图6　家庭关系的符号

三、关系亲疏的描绘

在家庭图谱中，父母与子女之间、子女相互之间的关系亲疏通过不同粗细的实线来表示。虚线象征着关系的冷淡与疏远；锯齿波浪线则揭示出存在的冲突；两条平行线代表比较亲密的关系；而三条平行线则意味着关系过于紧密，可能缺乏适当的界限；断开的线则明确表示因关系不和而导致的互不往来，即关系的中断。此外，家庭成员的其他重要信息，如职业、生活事件等，也可以在家庭图谱中得到清晰的标示。（图 7）

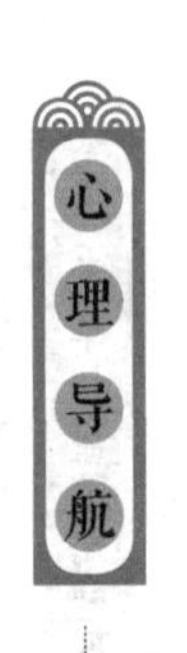

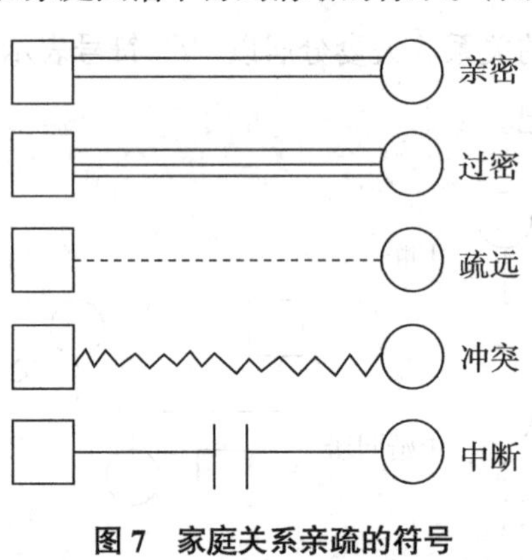

图 7　家庭关系亲疏的符号

第二节　描绘代际家庭图

【案例导读】

小学教师胡女士，35 岁，因患抑郁症正在接受精神科治疗，目前已辞职居家。其 37 岁的丈夫刘某是一名软件工程师。刘某曾有一段为期 8 年的婚姻，因前妻无法生育而收养一女，现年7岁。后前妻因胃癌去世，养女随后由刘某的父母抚养。胡女士与刘某相识一年后结婚，婚后胡女士怀孕，但因身体状况不佳而流产。之后，胡女士再次怀孕并顺利产下一子，现年2岁。胡女士的父母在她20岁时离婚，她与母亲关系亲密，与父亲则常有争执。目前，胡女士与丈夫关系紧张，冲突频发。刘某对养女关心较少，却格外宠爱儿子，每天都会安排时间与儿子互动。胡女士患病后，因无力照顾儿子，便请母亲来家中帮忙。胡女士的母亲在照顾孩子的过程中与孩子建立了深厚的感情，但与女婿的关系则较为疏远。

一、构建家庭图谱

家庭图谱的建构力，在于其能否让成员发现那些显而易见、被忽视或被压抑遗忘的信息。这主要取决于符号系统的承载能力以及其是否简洁有趣。绘制过程既是一种心理游戏，也是成员间信息交流和完善的过程。因此，家庭图谱应包含三代人的背景信息，包括每个人的性别、年龄、职业、疾病史及性格特征，同时还应反映成员间的联系、交往模式、亲近程度以及重大转折事件（如出生、死亡、结婚、离婚等）和家庭的重要特质（如家庭文化传统、宗教信仰、社会经济地位、种族、受教育情况等）。通过家庭图谱的符号系统，我们可以清晰地看到家庭的生物学、血缘以及心理社会层面的全貌。

虽然家庭图谱通常在治疗室中构建，但一旦所有家庭成员都认可了内部关系，它就可以被迁移到家庭中，由成员单独或共同完成。家庭成员对某些关系或问题的看法存在差异，往往意味着我们触及了问题的核心。如胡女士所绘制的家庭图谱（图8），就遵循了长辈在上、晚辈在下；同辈中，年长者居左、年幼者居右；夫妻关系中，男性在左、女性在右的原则。在萨提亚的家庭图谱中，还会为每个成员添加个性形容词进行描述。

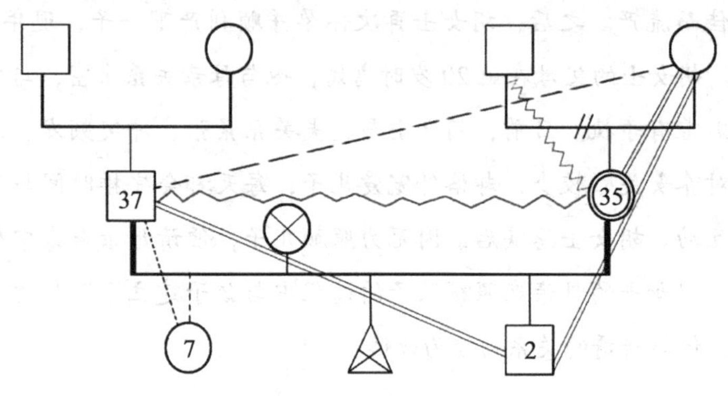

图 8 案例导读胡女士绘制的家庭图谱

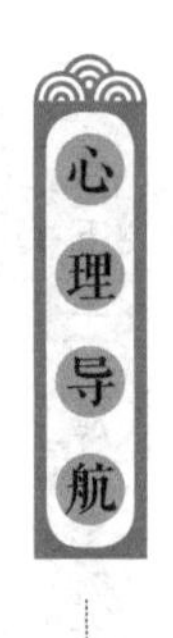

二、自我提问促完善

你可以凝视家谱图，体会各种符号的深层含义，并通过自我提问来深入探索内心所受的冲击。

关于家庭关系：父母与其他家庭成员之间的关系是怎样的？家庭是如何展现亲密关系的？在父母之间、亲子之间以及手足之间，是如何解决彼此差异的？你现在的家庭关系如何？谁已经发生了变化？已经发生了什么改变？

关于家庭成员个性的形容词：你仍然保留有哪些属于你的形容词？你已经改变了哪些形容词？你继承了哪些来自父母的形容词？你已经为自己改变了哪些父母的形容词？你也同样保留有哪些来自手足的形容词？你已经为自己改变了哪些手足的形容词？你欣赏哪些来自你自己和家庭成员的形容词？你欣赏哪些你已经做出的改变？有哪些你现在所拥有的形容词，是你仍然想要改变的？

关于解决问题的资源：在你的家庭图中，你看到哪些资源是你已经知晓的？在你的家谱图中，有哪些资源是你的新发现？有哪些现在的资源是从你父母那里学到的？有哪些现在的资源是因为你做出了与父母家庭不同的决定而学到的？回顾过去，你会珍惜哪些关于你童年或青年时期的部分？

关于家庭成员的沟通姿态：在你的成长过程中，你是如何应对你家庭成员的沟通姿态的？你现在如何应对那些沟通姿态呢？自你童年开始，你如何改变了你自己的沟通姿态？

关于未完成的事件：你父母对你的期待是什么（关于日常生活的、关于未来的）？你对你父母的期待又是什么？接纳与不认可是如何表现出来的？你的父母对你存有哪些幻想？感受是如何被处理的？它们是被表达/被分享的，还是被忽略的、被压抑的？愤怒是如何被处理的？谁被允许拥有什么感受？有哪些已有的伤害、失望、愤怒或恐惧是你至今仍然背负的？你已经放弃了哪些源自童年时期的模式？你仍然保留有哪些源自童年期的模式？

关于家庭成员的疾病：在你的家庭中，曾有过哪些严重或慢性的疾病，以及医疗或心理健康方面的状况？家人是如何应对这些疾病的？在你的家庭中，你看到哪些疾病与健康的模式？你现在如何处理疾病与健康的问题？

关于失落：你家庭中的个别成员曾经历过哪些重大的失落？他们是如何处理这些失落的？这些失落对你和其他家庭成员的冲击是什么？是否是整个家庭一起遭受的失落？家人是如何彼此支持的？失落的经验是促进了亲近还是创造了疏离？有哪些未解决的失落（有关你或其他人的）仍然影响着现在的你？

关于家庭成员的重大事件：有哪些正向的重大事件影响了

你家庭中个别成员的生活？有哪些负向的重大事件影响了你家庭中个别成员的生活？曾发生过重大的失望和灾难吗？目前这些事件如何影响着你与其他人？

关于重大的情景议题：有什么重大的政治、社会、文化事件或议题影响了你或其他家庭成员？人们是如何处理这些议题的？这些议题今天如何影响着你？

关于家庭秘密：在你的家庭中，存在任何秘密吗？你是如何发现的？那些秘密在今天仍然影响着你或其他人吗？

关于楷模与良师：谁是你童年期或青少年期的楷模及良师（书籍、电视/电影里的主人公，公众人物，自己所熟识的对象、朋友等）？你从他们那里学到了什么？你今天如何运用那些你学到的东西？现在你是如何看待他们的？

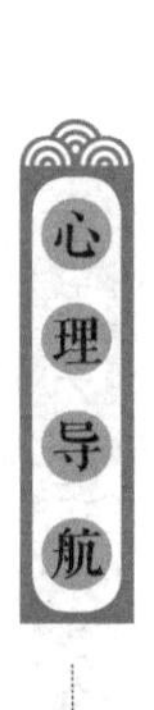

你还可以尝试回答以下问题：当我的表现不尽如人意的时候，其他家庭成员是如何反应的？对于他们的表现，我的反应又是什么？我有没有表现好的时候？那是什么时候？当我成为一个“患者”的时候，他们的关系有何变化？他们跟我的关系又有何变化？这是探索症状的意义。当妈妈（爸爸）生气时，谁是第一个去安慰她（他）的人？谁是他们的倾诉对象？这是探索关系的三角化。当家庭有分歧的时候，每个人的应对模式是怎样的？这是探索沟通应对的姿态。我跟伴侣之间的关系与父母之间有何相似的地方？我跟孩子的关系与我跟父母之间又有何相似的地方？这是探索代际的传承。在我十岁以前，我的主要情绪是什么？在这些情绪下的行为和想法以及形成的观念是什么？我对父母以及对自己的期待是什么？未被满足的渴望是什么（被爱、被接纳、被尊重、归属感、自由、价值感、被重视、被认可等）？这是探索早年的缺失、未完成事件、创伤或资源对成长的影响。

三、补充完善绘年轮

在资源与亲密关系难以明确区分时，我们可以辅助使用影响力车轮这一工具。该符号系统揭示了在我们童年和成年阶段，哪些人物给予了我们情感或物质上的支持。这些给予往往激发了我们的反馈和回应。在绘制时，应将自己的名字置于中心，环绕中心四周的圆环则代表其他人——形如一个带有辐条的车轮，辐条的数量可灵活调整，线条越多，象征着关系越紧密；而记录下的名字越多，则表明我们在成长过程中获得了更多的影响与资源。这些具有影响力的人物包括：三代以内的家庭成员、其他同住者、特别的老师、朋友、想象中的玩伴、宠物，以及珍视的玩具。（图 9）

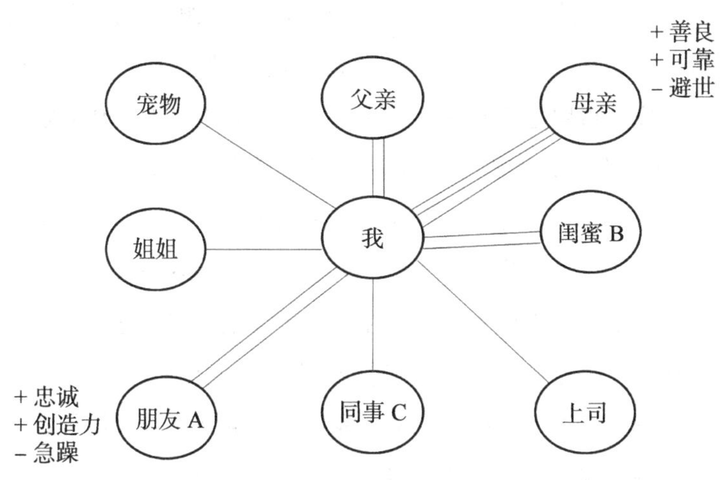

图 9　影响力车轮

除了记录名字外，还需为车轮中的每个人列出三个形容词进行描述（对于家庭成员，可直接沿用家庭图中已使用的形容词）。随后，如同图 9 所示，需对每个形容词进行正性或负性的标注。

四、直面家规的冲击

家庭图谱与自我提问，往往为我们勾勒出清晰的家庭规则轮廓。这些家规在 18 岁之前的原生家庭中形成，它们不仅是行为反应的“心理边界”，也塑造了内在冰山的沟通姿态，为不同的生存反应赋予了各异的意义与价值感。这些被教导的价值观与自我产生共鸣时，能够提升自我价值。一个家庭的价值观，比如欣赏山川河流的壮美，能驱使我们与宇宙自然产生共鸣；欣赏沧海桑田所孕育的人文情怀，能促使我们与宇宙苍生的生命力产生共鸣；而学习的意义，则能推动我们与好奇心、创造力产生共鸣。然而，家规也限制了我们对自我的认知。有的限制是明示的，如母亲告诉你“绝对不可以跟父母顶嘴”；有的则来自文化的渗透与他人的暗示，比如你哭泣时母亲跟着难过，让你觉得哭是不好的，引起母亲伤心是不孝的，从而学到“千万不要惹妈妈伤心”。这种限制往往蕴含着绝对化的观念与要求，如应该或不应该、永远要或永远不要、必须如此或绝对不能。例如，父母教我们“永远要礼貌友善”，这番好意本想帮助我们接纳、尊重他人，以便在这个世界上更好地存活，但绝对依从的代价却是忽略自己的感受，削弱自我价值感。

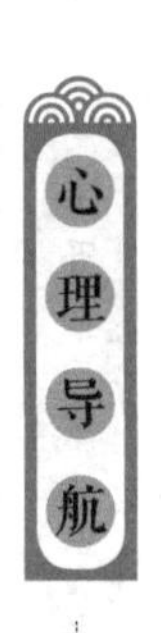

通过家庭图谱的符号赋义，我们还常见到父母因传承各自原生家庭的家规而产生的冲突。父亲要求孩子凡事都要出类拔萃，而母亲则要求孩子谦卑礼让、隐藏锋芒。选择遵守任何一个规条都可能导致内心冲突，直至父母一方或双方妥协让步，否则这种冲突可能会一直持续，或者孩子选择其中一种家规而导致亲子关系纠缠、父母关系疏离。

事实上，无论是遵守还是反叛家规，都可能付出低自尊的代价，并有可能潜移默化地影响成年后的人际关系。比如，永远禁止顶撞父母可能会建构出永远不能与权威人士顶嘴的反应，导致在工作时压抑不满和愤怒。而且，背离家规往往是一个逐渐发展的过程，因为一蹴而就的改变可能会危及生存而遭到防御。最初，我们可能用情绪行为来对抗教导家规的方式，如躁动不安、沉郁寡言、提高嗓门、大声嚷嚷，一边服从一边表示不满。民主、倾听的父母常常在维护家规的同时，调整应对的弹性，从而顺利化解危机，如青春期逆反。否则，我们可能进一步用逃离家庭、违纪违规、退缩生病等方式来反叛家规的内容，明知道理对人有利，却偏要走向反面。因此，检视家庭规条需要审视其内容、方式和意义：列出影响你的 12 条家规；思考每项家规想要达到什么目的；观察哪一位家庭成员在加强这项规条，以及是如何强化的；回忆当时你是如何应对此项家规的；思考当你仍然住在家里时，各项家规使你产生了哪些感受与作了哪些决定；分析这些家规激励你发展出了哪些对自己及对他人的观点；探究这些家规激励你发展出了哪些对自己及对他人的期待；思考那些感受、观点、期待和渴望的改变，是否会改变你现有的家规；挖掘每项家规背后隐藏的重要价值；评估你如今已转化了多少项家规，以及是如何做到的；思考如今还有哪些家规仍然对你有所控制，以及你会怎样降低所付出的代价；分辨有哪些家规已成为你生活的一部分，哪些是你可能放下的；确定哪些家规是你已然接纳而不想改变的。

不论结果如何，家规是否改变，家庭成员共同检视的过程都赋予了个人选择的可能性，而对可能性的感知会增强自我感，使人愿意对内在的体验及行为负责；有能力根据发展与适应的特定情境做出选择；感到内在冰山更加和谐一致。

【本章结语】

通过家庭图谱的符号系统，我们可以清晰直观地看到家庭中可能忽视或没有意识到的部分。当我们有需要时，我们就会从家庭图谱中创造出新的信念、观念、行为模式，从而厘清自我与家庭关系，并更新自我。人不能完全自由地主宰自己，但却可以完全自由地感知自己。心灵的超越并非超越所有规则，而是把自己从那些仿佛永不可能选择的囚室中释放出来。

（兰戎　陈嵘）

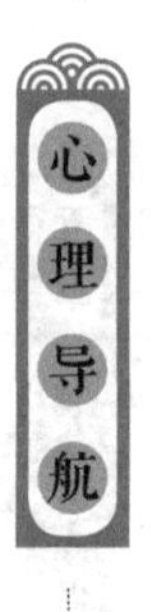

第六章

改变叙事有掌控

人生的舞台，上演着独角戏、双人曲、多人剧，演绎着各不相同的故事。剧情时而跌宕起伏，时而枯燥乏味，既演活了他人，也映照了自己。不禁让人追问，是谁导演了这场戏？谁又能改写这剧本的走向？

第一节　问题与人分开看

一、原作者是谁

我们按照相似的剧本，念诵着相似的台词，开始主演自己生命的故事。成绩名列前茅才有前途；外向活泼的小孩才可爱；身材高挑纤细的女性被视为有魅力；“有志者事竟成”，“宝剑锋从磨砺出”，无论父母是顺应还是被主流价值边缘化，我们都能透过父母的态度、行为，感受到一张巨大而透明的网——社会文化的影响无处不在。它告诉我们应该怎么想、只能做什么、必须如何做。主流价值观潜移默化，渗透我们的感觉与思想，体现在生活的方方面面。当我们符合这些标准时，便归属于群体，更归属于生存的法则，感觉被接纳、被认可、被称赞，从而获得社会归属感，认为自己没有心理问题。因此，那些隐藏于生活方式、态度、行为中的文化元素，实则是每个人内心故事的“原作者”。它们通过父母、长辈、老师，向我们传授主流故事的剧本及其角色设定。若不符合这些主流故事，如冲动犯错、萎靡不振、逆反孤僻、焦虑抑郁等，便可能被认定为舞台上有问题的“异类”，需要被矫正。于是，“我就是问题，问题等同于我”，这种观念让人局促不安、左右为难，承受着巨大的压力与痛苦。

很大程度上，个人心理冲突的本质是文化冲突。我们所展示出的生命和关系故事，都是从特定的主流意识形态中发展而来的。例如，一个学习成绩不够好的孩子，在很多人眼中就是没有前途和未来的；一个安静、不善于与他人互动、喜欢独处的内向小孩，可能在很多家长、老师眼里就是有缺陷的。家长会表现出过度的担忧、焦虑、难过，甚至对孩子进行言语否定，或强迫孩子成为他不愿意成为的人，因为人们普遍更认可活泼、善于交际、善于表达的孩子。又如，一个考研失败的学生，可能会对自己进行全面的否定，表现出极度悲伤，似乎学习成绩可以代表一切，只有考研成功才有出路，才对得起自己和父母。这个学生忽视了经历考研本身不仅体现了自己勇敢的品质，同时也是一种人生历练和提升。他不知不觉地内化了从社会中习得的“以成败论英雄”的观念。再比如，一个外形可爱、眉目清秀、体重正常的女孩，时常因为身材不够高挑纤细而闷闷不乐。

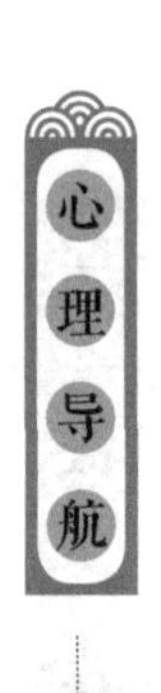

依网而生，也因网而困。对立统一、辩证和谐从来都是生命故事的注脚。但被主流故事标定出的问题人，似乎没有发展其他故事的可能，或者至少自认为没有改变的能力，觉得问题是天性使然。

二、个人的挣扎

事实上，当陷入各种困境时，人们大多会努力去解决问题，然而问题却可能变得更严重。毕竟，“反思”而把问题归咎于人，特别是归责于自己，更受大多数人欢迎。越反思自己的问题，越认为问题是我的一部分，我是失调或功能不良的，进而解决问题被替换为解决“人”。如果一个人就是问题本身，他能做的就非常有限，因为每一个行为都可能意味着自我破坏。抑郁性的自杀正是人在孤单、无力、没有希望中“解决”自己，以求得解脱的结果。压力重重的人也可能在屡败屡战之后放弃努力，自我放逐，逃避问题，反而觉得一身轻松。反复咀嚼问题、不断重访痛苦的深渊，往往不能让人感觉更好。因为把问题内化的信念和努力，反而让人们陷入原本要解决的问题中，无力自拔。

三、问题需外化

与归咎自己或他人的内化方式不同，外化问题把人与问题分开来看：人是人，问题是问题。主流文化往往把人作为对象来审视，而外化则把问题作为对象来审视。当问题与人的思考“拉开距离”，从外部来全面审视时，解决问题的策略、方法才能逐渐变得清晰。好像主流文化的“原作者”告诉你“角色不对”，你可以先把剧本的角色放在眼前，思考：“这个角色是什么时候出现的？”“这个角色出现时，我通常会做什么？”“这个角色给我带来哪些影响？”“这些影响中有我喜欢的部分吗？为什么？”因此，成绩不够好并非孩子的问题，而是孩子要面对并处理的一个问题。与其把孩子看作有问题的人，不如和孩子一起去处理问题本身，提高成绩。某人做事拖延，如果认为自己就是个拖延症患者，自然就会被问题掌控；而如果认为拖延是自己要去处理的一个问题，则能把自己从问题的“囚笼”中释放出来，从而感觉自己更有力量。因此，个人才是解决自己问题的专家。那我们要如何改写自己的生命故事呢？

第二节　转变叙事解疑难

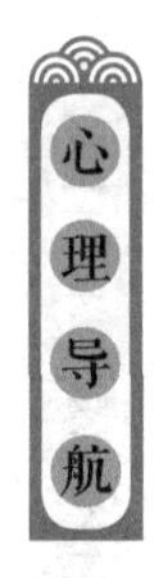

在采取具体行动之前，人们往往会经历一系列自我对话，来描述自己的困境，并顺理成章地按照时间顺序串联起生活事件，凸显关键情节和主题，以此来塑造主角、配角的思想、行为与个性。这些主题的内容通常反映了生活中的损失、失败、无能感、绝望或徒劳，而忽视了这些主题之外有意义的特殊事件或经历。而解决问题的资源，往往就隐藏在这些“例外”之中，实际上，每个人自己才是解决问题的最佳专家。外部世界的专家，很多时候只是那张巨大社会网络的代言人。

一、改写对话，拉开距离

（一）将“是”什么改为“扮演”什么

绊脚石是暂时的，人只是暂时与绊脚石共处，比如成绩不好、抑郁、焦虑、品行不端、心理疾病等。即使对于持久的问题，如治疗无法改变的躯体病变、更年期、肥胖，也不能将这些问题与人合二为一。诸如“我是一个无能者，我患有抑郁症、焦虑症，我是不折不扣的患者”等说法，都是将问题内化为自己的一部分。而事实上，我们很可能只是在某些情境或发展阶段“扮演了一个被绊倒的角色”，甚至“扮演了一个患者”。这种改写的对话意味着：现在累了，随时可以把这顶“大帽子”摘下。对于叙述故事而言，扮演什么样的人比成为什么样的人更有距离感，也能赋予自己更大的能力去做出新的选择。

（二）将“我的”改为“这个、那个”

“我的问题”会制约我们深入思考自己到底有什么问题。用“这个、那个”来标记问题，问题就与自己分割开来。然后从外部审视问题的三个方面：那个问题是从什么时候开始的？那个问题出现时我做了什么？那个问题对我产生了什么影响？

（三）给问题取个名字

命名是一种权利。我们的姓名最初由父母赐予；反复呼唤宠物的名字确立主人的身份；医生给人一个病名确立医患关系；上级命名职位职称建构地位等级……而更名则意味着明确“我是我，问题是问题”。你可以把所扮演的抑郁症命名为张三、李四……，更可以发挥想象力，命名为小魔怪、外星人……等，越怪异离奇效果越好，因为调侃的气息常常代表我们在战略上藐视它，而在战术上重视它。心理问题的产生像一种心理游戏，也往往需要通过心理游戏去解决。

语言是思维交流的工具，使用工具的过程塑造了我们的感觉、体验、观念与性格。因此，只有通过改写自我内部对话和彼此间的对话，建立起我与问题的关系，才能帮助人更清晰地看到问题本身的样子，明确问题是如何影响人的。

二、丰富例外，影响问题

看到问题如何影响我们，我们就能立刻发现一个全新的领域——人也可以影响问题。问题之所以让人感觉全面失控，往往源于主流故事压制人去审视“例外的情况”。例如，某个埋怨自己在婚姻关系中越来越死板的男性，满眼看到的都是生活琐事消磨了激情，或者对方家长里短、唠唠叨叨，却未曾注意到曾经的自己也可以手捧鲜花去赢得芳心。寻找例外的故事并非凭空想象，也不是简单地回忆，而是需要开放思维方式，运用想象力，利用有意义的细节线索去寻找资源。所有今天的问题，都是曾经被我们解决过的问题。一个乱发脾气而让母亲备感烦恼的孩子，在乱发脾气之外，也有不发脾气的时候，比如“沉浸于打怪兽”的时候（见“对话分享”）。

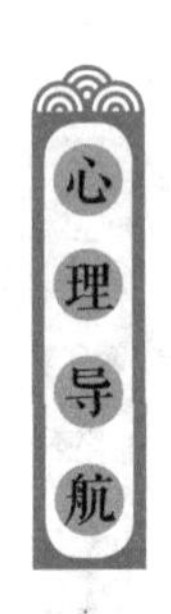

对话分享

打跑内心的小怪兽

一个4岁的小女孩，最近常因自己的需求未得到满足就大哭大闹，甚至动手打家人。当相同的情况再次出现时，女孩情绪平稳后，妈妈与女孩进行了如下对话。

妈妈：“刚才那个爱乱发脾气还会动手打人的小家伙是谁？它最近总是把可爱的乖宝宝赶走。”

女孩摇头说：“不知道，妈妈。”

妈妈：“那一定是‘小怪兽’。小怪兽一出现，乖宝宝就被它赶跑了。小怪兽大吼大叫、大哭大闹，还打妈妈……妈妈可伤心、可生气了。那宝宝呢？宝宝是开心还是不开心呢？”

女孩摇摇头，表示不开心。

妈妈：“宝宝愿意被小怪兽赶跑吗？”

女孩：“不愿意，妈妈。”

妈妈："小怪兽一来，宝宝和妈妈都不开心。下次小怪兽如果再来，我们该怎么办呢？"

女孩："妈妈，下次我们一起把小怪兽赶走。"

妈妈："小怪兽虽然脾气很坏，还会动手打妈妈，这样的行为很不好。但小怪兽其实是想帮助宝宝达成心愿，比如让宝宝再多吃一块巧克力。那除了把小怪兽赶走，还有没有其他办法呀？"

女孩摇摇头问："妈妈，你有什么好办法吗？"

妈妈："要不下次小怪兽再来时，你告诉它你可以和它做朋友，谢谢它想帮助你。然后告诉它，你不想用哭闹和打人的方式跟妈妈提要求，好不好？"

女孩笑了，略带惊讶地说："我可以和小怪兽做朋友啊！太好玩了！"

对于那些看起来较为严重的问题，如抑郁症、精神病，在积极治疗的同时，拉开与疾病的距离以获得更大的心理力量，这并不妨碍治疗，因为所有治疗都建立在能够面对问题的基础之上。以某个家庭为例，妻子深受抑郁症困扰，陷入浑浑噩噩的状态，而丈夫与孩子既无法理解她的处境，也无法回归正常生活的轨道。这是因为主流文化反复传递一种信息：患者无法被说服或教育，心理创伤难以消除，且自杀率高，因此要避免任何刺激。然而，当妻子将抑郁症命名为"梦游客"后，每当情绪低落时，家人都会说："梦游客又来家里啦，这次是在客厅、卧室还是厨房？"他们一起讨论梦游客可能停留的时间与空间。在获得更多支持后，妻子开始了长达两年的写作自疗，完成了《我的家庭与梦游客的故事》。在新的叙事背景下，抑郁成了不断短暂造访但终将离去的客人，而不再是永远掌控一切的主人。

另一个例子是一个被幻听折磨的少年，在精神科药物治疗后转入康复期，他如何与不时出现的症状相处呢？他称自己是现代版的堂吉诃德，是与幻听和胡思乱想——“火星人”战斗的英雄，不再将自己视为患者。父母也逐渐接受他只是一个特殊的英雄，甚至在病证反复时，也一起鼓励他继续这场可能持续一生的战役。因为，在精神病理学文化的建构下，他无论做什么、怎么做，都可能让所有人感到不安。

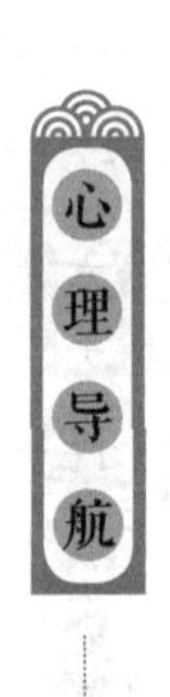

三、重塑对话，掌控问题

要与例外情况对话，发展出更有意义的生命故事，就需要通过第三个步骤——重塑对话，去不断强化我们对问题的影响力。此时，你需要有目的地回忆对你产生重大影响的人，以及这些人所说的话，进而调整这些文化元素在你心中的地位。提高或降低某些成员的心理地位，尊重或摒弃某些成员的观念。值得注意的是，这些成员不一定是具体的人物，而是占据你内心位置的角色，如产生过重要影响的书的作者、电影或连环画中的角色，甚至是小时候玩过的玩偶或者最喜欢的宠物。一个在现实生活中伤痕累累、敌视他人、漠视生命的来访者，在与儿时宠物的对话过程中，重新找回了人性的温暖、怜悯与共情。

四、实践新故事，解决问题

改变叙事既是对话，也是把对话应用于生活实践的新旅程。想象中的重要角色或现实中的局外人给予我们的支持，既是见证也是助力，将不断丰富我们的新故事。他们像我们新故事的观众，通过彼此分享、聆听、讨论来更新自我。

对于个人而言，日记、文章、影音、绘画等都是记录对话及其人际分享成果的方式，也是丰富新故事的素材。例如，某位心情沉郁且无法妥善处理夫妻与同事关系的来访者，在改写对话的过程中领悟到：自己内心积压的敌对、攻击与怨愤像一本本心理“黑账”。于是，他每天都主动记录自己与他人的“红账”，从而挖掘出了有别于问题故事的新舞台。

【本章结语】

我们不是生命故事的原作者，都经历过许多痛苦、无力和不堪的往事，受困于主流文化的束缚，扮演着问题所赋予的角色。但我们仍然是生命故事的主角，好奇、尊重并信任自己拥有重新选择的能力。我们不再被问题所定义或束缚，而是找到与问题恰当的相处方式。人是人，问题是问题。问题影响了我们，我们也可以影响问题。而那些被忽略已久的例外，恰恰是更富有意义的生命故事，正等待我们去叙述。

（陈嵘　周双明）

附　录

——心理日记开卷有益

泗　渡

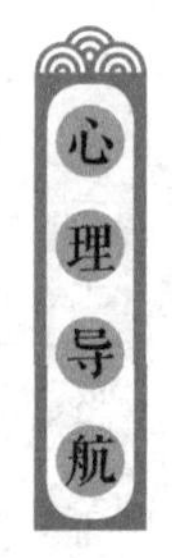

与丧失有关的悲伤常常具有渗透力，浸润、漂流在记忆的暗河，冰冷而又孤独地刺痛脆弱的神经。

当晨曦倾斜着身体缓缓移出左侧窗棂的时候，我结束了两个学时的教学。路上，有白衣胜雪、青春洋溢的年轻面孔，还有骤然响起的电话铃声。“你还记得我吗？”电话那头的冯女士在介绍自己的时候，唯恐会遭到拒绝，气息急促：“那一次，我越过治疗界限帮助来访者，你还严厉地督导过我呢。”

我迅速地在脑海中搜索，很快便浮现出一个质朴的中年咨询师形象：刻苦努力、隐忍克制，不断提出奇怪的问题。这是两年前，38 岁的冯女士参加工作坊活动时给我留下的最主要印象。

可当我真正坐在诊室，却无论如何也难以将眼前这个眼窝深陷、面色苍白的女性与记忆中的人联系起来。发生了什么？一个咨询开始时常规而又标准的询问，却隐含着急切。

耳边传来虽然轻细，却异常平静、坚定的声音：“我被查出患了卵巢癌，但我这一次咨询的问题与此无关。我想在有限的时间里，通过您的帮助，提高咨询技能，使剩下的时间更有意义。”

我左侧大脑迅速被激活，切断了来自右侧的情感波澜，毅然要求她必须先进行相应的医学治疗，而不是把珍贵的时光浪费在这里。然而闪烁的情感仍然像泅渡的幽灵，脱离理智的掌控，静谧而又电光石火。在积极治疗的同时，我愿意提供一些心理支持。

冯女士答应会考虑肿瘤治疗，却坦然地拒绝了我免费的心理支持。诊费作为一种现实边界的象征，是心理咨询的必要保障。她微笑着说，要不如从前那样提交自我分析报告以减免一些费用吧！我们最终达成了协议。

“拿到诊断书，惊慌一闪而过，取而代之的是一种莫名的痛快。我一点都不害怕，事实上我无数次想象过类似的结局。”冯女士的话让我震惊、迷惑。难道真如否认机制所阐述的，突遭巨大变故时暂时保护自我不至于崩溃？抑或作为心理创伤的复活，是早已深刻不曾遗落的愿望？

“我的父亲是一个虐待狂，经常把母亲打得昏死过去，当时我只能蜷缩在墙角，可还是被他揪住头发拖到饭桌旁，随手拿起什么就砸在我身上，钻心的疼痛逐渐变成抽搐的麻木。有一次，喝醉了的父亲晚上回家与母亲吵了几句，我去劝架，却被他当胸一脚，等我醒过来的时候，已经躺在了医院的病床上。每次父亲打完妻儿，酒醒之后又悔恨不已、发誓痛改前非。学了心理学之后，我才认识到家庭暴力是双方认同的恶性循环，让母亲变得越来越胆小，对待我的态度也很矛盾。一方面，试图保护我，并一直供我读书到大专毕业；另一方面，经常把怨气撒在我头上，动辄指责，事后又懊悔不已。也许母亲在长期的家暴过程中，情绪转移。以前我恨母亲，但自从她因病去世，我便为她感到悲哀。”

此时此刻，我除了共情与倾听，别无他法。她开始哽咽：“我曾发誓长大后一定要做一个好妈妈，但孤僻、冷漠的性格让那些深埋心中的恨意无人可诉。就在最恐惧、无助和绝望的时候，一个打工仔敲开了我封闭的心门。婚前我不小心怀孕了，但我故意采用各种方式，甚至服药，盼望能流产，因为我知道我们无法为新生命提供优越的生活。可是我们的儿子，这个顽强的生命还是健康地来到了这个充满痛苦的世界。”

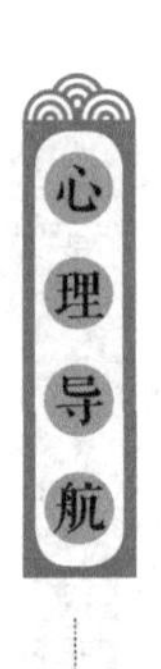

“嗯，孩子的出生确实会影响生活，甚至我们的看法。”我小心地选择回应的词汇。

“是的，我很矛盾。既可怜这个孩子又刻意疏远。巨大的经济负担压得我们透不过气来。常常因为琐事争吵不休，之后又怀孕两次，但我悄悄做了人流。因为丈夫开始彻夜不归，最后外出打工，至今杳无音信。我也不打算再去寻找，反正我也马上就要离开这个世界了。这一切都是我的错，我对不起孩子。”愧疚让这个母亲不停地抽泣。

“感觉对不起孩子，丈夫又不辞而别，这让你感到悲伤。”

冯女士擦拭着泪水：“丈夫不辞而别以后，儿子便经常吵闹着要爸爸。我很心烦又忙于生计，不能陪在他身旁，最后我居然……居然……”

我递去纸巾，冯女士摇摇头：“我居然拿孩子出气，经常莫名其妙地打骂他。就在他 10 岁的时候，他离家出走了。等我再次把他抱在怀里时，已经是一具冰冷的尸体。建筑工地倒塌的墙壁永远地夺去了那幼小的生命。”

我不得不先让眼前这位瘦弱母亲深呼吸。慢慢地，冯女士似乎陷入了当初那个令人无比悲伤的创伤性情景之中：“我拼命搓揉那曾经红润可爱的小脸……妈妈知道错了，妈妈多么希望你能重新回来。只要你睁开眼睛，妈妈发誓不再打你！没有你，妈妈也不想活了。你可是妈妈在这个世界上唯一的亲人呀！”

深呼吸似乎并没有让冯女士放松下来，她提高了音量：“我不止一次地想死，我对不起孩子。是我害死了他！不过还好，我现在真的要死了。不是老天在惩罚，而是眷顾。从此之后就不用再那么痛苦！去另一个世界，向孩子忏悔。癌症真是一件好事情，我不想做任何治疗，也不想吃什么止痛药，我很喜欢疼的感觉，只有感受身体的疼痛，才可以让我感觉自己是存在的。”

我被深深地震慑了，感觉呼吸困难。周围的空气和时间在悄无声息中凝固、膨胀、挤压。我一直认为可以理解当事人的痛苦，但此时此刻，这句话却如鲠在喉，面对创伤和人性的灾难，任何未曾经历的人没有权利更没有能力去表达理解！

“死亡、癌症是一种特殊形式的赎罪。”

“是啊。儿子死后 1 年，我试图自杀过好几回。”冯女士稍稍止住了悲伤，露出了手腕。

那里交错纠结着很多深浅不一的切痕。暗红、淡红的颜色触目惊心。多年的临床心理治疗工作，反复面对自杀患者，我已经慢慢脱敏，甚至麻木。但这一次，确确实实触痛了柔软的神经，而我却不能表达更多的脆弱与同情，抽取属于来访者的悲伤，是一种残忍的剥夺和防御。

“有一天，我偶然看到报纸宣传心理咨询师考证。不惜一切代价，帮助能帮助的人，我义无反顾地投身其中。尤其在知道死亡迫在眉睫的时候，更感觉日子过得飞快，我会忍不住越界去代替当事人处理现实问题，似乎只有这样才对得起死去的儿子。”

一时间，我无言以对。当我们面对生命最后的时光，会做些什么呢？喘息着躺在病床上等待死神的召唤？还是做些事情去弥补遗憾？逆流泅渡也必将随风远逝。

我充满敬畏坦承道：“这是我们早晚都共同在面对的难题，我也不知道要怎么做，也会感到无力弥补，甚至恐慌。”我沉思片刻之后：“然而，我，还有那些你帮助的人，或许并不愿意看到你为此付出生命。”

“为什么呢？这是我自觉自愿要完成的心愿啊！”

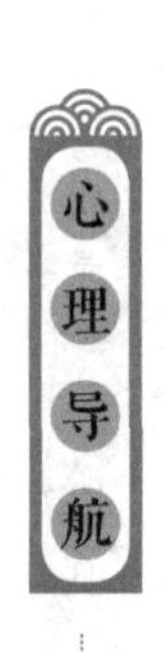

“如果接受你的帮助意味着剥夺你的生命，被帮助的人会活得跟你一样愧疚，他们又该如何去补偿，以保持内心的平衡呢？”补偿与救赎常常在人与人之间传递着愧疚，以此感知生命与死亡。

“是的，拼命工作、否认癌症、想死的念头，只是为了让死去的儿子能够看到。助人其实是自我救赎。”冯女士异常平静和坦然，却让我感觉莫名的空虚。面对真相其实并不轻松，往往伴随着深入骨髓的残酷。

医学并不能让人永生，也不能让亲人逃离各种意外与死神的掌控。因此，在生命的最后时光，面对命运的局限，什么才是最重要的？如何做才能让人接受遗憾、愧疚和死亡，并在坦然与平和的面对中升华并重获意义感？

多少年过去了，只要有人倍感疑惑地问我，作为一名心理医生，每天接收患者的情绪垃圾，不断被污染，有意义、有价值吗？我都会情不自禁地想起类似的个案以及周围不断离世的亲朋。关怀、真诚、人性的陪伴像一次次涤净尘埃的生命之旅。

记得那一天，我咬了咬牙让她想象，向死去的孩子表达忏悔，并逐渐进入孩子的内心世界。冯女士逐渐感受到孩子其实并不愿意看到母亲折磨自己，也不想母亲以死赎罪。在冷冰冰、硬邦邦的客观世界里，孩子永远也不可能回应，接受或怨愤，但却可以构建出一个内心的真实，倾听死去亲人最想表达的话语，也是倾听自我灵魂深处的回音。选择被原谅也就选择自己原谅自己、自己接纳自己。

“分别的时候到了，看着他的脸，如此清晰，是吗？”

“是的，红扑扑的，在向我微笑。”两行眼泪静静地、缓缓地滑落冯女士的面颊。

“现在，他就要永远地离开了……你只能默默地站着，很好，他正在转身，他和你都已经接受了一切，包括分离，现在说出你想要说的，告别的话。”

“孩子，你接受了，我也接受了，一切。既然命运早已做出它的安排，妈妈将永远记着你，但不再愧疚。妈妈保证活着的时候积极地活着。”

“现在深呼吸，先长长地吐气，把一切痛苦、悲伤与愧疚慢慢地吐出，很好，再深深地吸气，吸入新鲜的空气，到达胸口、充满全身，非常温暖、平静而舒适……他已经离开了，是吗？”

“是的。”

“现在感觉怎样？”

“很平静，也很坦然。”

类似的方法也被用来处理冯女士与死去的母亲和再无联系的父亲之间的关系。真正的爱是尊重彼此而非牵连纠葛。分离并保持内心的界限让我们感受到源于自我的能量。

在手术与化疗之后，冯女士告诉我：“这段时间，我按照咨询中的方法，想象癌症是一个巨大的石头，并不断把这个石头从腹部移走，还坚持冥想，精神和体力已经开始恢复。我决定一边治疗一边去做心理咨询工作，您介绍的工作室已经答应聘用我。”

我接受冯女士的一切选择，并把她当作完整的、自主而独立的个体去加以接纳，而不是一个让医生手足无措、充满挫败与恐惧的患者！就在我们共同讨论结束咨询关系的时候，冯女士最后分析了那个具有深远意义的梦：我快速地向上飞升，一阵阵地心悸，开始的时候一片水雾，后来很明亮。云就浮在周围，抬头仰望，有类似飞机飞过后拖曳的印迹，很多孩子和大人在后面欢快地舞蹈。我的心从未有过的平静。

“这是一个死亡的梦，也是重生的梦。”冯女士停顿片刻之后，与我分享了她的领悟：“很多临近死亡又被救回的人曾说，看见光亮、快速穿越、灵魂与躯体分离，或者看见死去的家人。那些浮云是我的灵魂。我的一生在天空留下了拖曳的痕迹，不仅刻下了童年、父母、丈夫、儿子的影像，也留下了充满意义的脚印。”

别后两年，冯女士通过朋友积极联系所有的亲人，加入抗癌协会，身体力行地开展工作，抚慰和鼓励着一个个孤独、恐惧的心灵。因为我们都知道，总有一天要离开这个曾经无比眷恋的世界，死神早已在拥有生命的瞬间便吹响了离别的笙箫。

在一个春暖花开的时节里，我静静地打开电子邮件：相片上是孤独的凉亭和寂寞的身影，四十三年成旧梦，归去来兮是故人。关了电脑、下了网线，眺望远方寂静的夜空，那里蕴含着超越时光的救赎，却总是要流下两行热泪，焐透心灵冰冷的寂寞。

（陈嵘）

时钟其实一直在走

时间之所以令人恐惧，全然在于当你意识到时钟一直在走的时候，有些感觉、情绪、行为、关系总是朝向来时的起点，即便看似已经走出去很远的样子。

学习、成长、教育这样的话题莫不如此。当你阶段性地自我总结或者归纳分析周围的人、事、物时，便会很容易且惊讶地发现，拼命挣扎的方式同时也是回归的方式。心理世界，解了还是结，结了又想解，是一个循环。因而，在咨访关系中，解构与重构看上去更像亚马孙丛林里蝴蝶振动的翅膀，于几千公里之外，引发一场沙尘、风暴，还是漫天飞舞的琐碎？其实，谁也不知道。

例如家庭冲突，常常被我们视为观念的彼此灌输，进而建构起共同的价值取向，父母认为对的、经验里成功的、策略中有效的就希望能全部“塞进”孩子的大脑，也试图弥补自己的缺憾、建构自己的价值感。然而，事业成功的父母灌注出失败的孩子；溺爱的父母浸润出仇恨的孩子；优雅的父母培育出粗鲁的孩子……

在心理治疗的过程中，心理咨询师常常从自我功能中分化出一个“倾听的观察者”。一个被忽略的来访者希望被他人看到，所以提高了嗓门、摔碎了玻璃杯，而不仅仅是对他人的不满或指责；从强烈的情感碰撞中暂时抽离，而去打电子游戏，不仅仅是为了逃避学习；为了摆脱失控，选择让舌头僵硬而沉默，并非一定就是冷战的升级……应从更丰富、多元化、多层次的视野去解读人的行为。因而，倾听并不是一个简单的词汇、角色的扮演抑或故作姿态的迂回，否则态度、行为、动作所传达的信息不论被解释得如何正大光明、美轮美奂，都有可能被体验为虚伪、羞辱的故作姿态。我曾经无数次听到来访者的父母抱怨：“我们努力换个位置，站在孩子的角度考虑问题、体验他的情感，保持倾听，但他就是什么也不跟我讲！鬼火直冲脑门，还是忍不住又……”可见，换个角度也好、走入别人的内心也罢，如果本意还是一种交换就与倾听相去甚远。有父母曾说：“我说什么，儿子总是反着来，各种理由很混账、逻辑不清，似乎要用这种方式标新立异。”我就立刻回应：“再具体一些，他标新立异是如何在与你们的互动中建立起来的？”如果父母认定了“孩子反着来”是错误的，那么他们就看不到彼此互动的关系是怎样建构问题的。

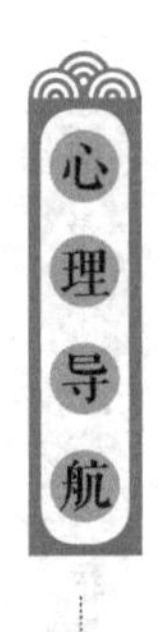

例如，有夫妻二人因19岁的儿子沉迷网络游戏而寻求心理帮助。那是我这一天的第5个访客，也是最后一个。夏天的傍晚，绿油油的龟背竹纹丝不动地凝固在窗前，闷闷地笼罩着热气，与马先生阴沉的脸形成一种反差。我略微调整了一下催眠摆钟的位置，尽量保持轻松的姿态，注视马先生的妻子：“今天，我们不会用到这个小东西。”她平淡地笑了笑，把目光从这个常用的治疗道具上移开，但仍然显得有些局促而警惕。

同时，我也感到对于心理学、哲学等等知识的广泛涉猎，让马先生在陈述困扰时，反应敏锐、逻辑严密、见闻广博。或许这是一个良好的开始，但也可能会使情况更加糟糕。在我这样想着的时候，逐渐弄清了他们来访的第一个诉求，于是我不得不坚定地表明心理治疗的立场，不可能以朋友的身份去家访，也不会以老师的角色去教育他们的孩子。摆脱网络的控制，就如同人类所有的物质依赖及其抗争，教育、医疗技术、感化，或许仍然还是敌不过一根细细的网线，因为被困住的不是简单的意志力问题，而是整个人的心智，也就不大可能在三言两语之间创造奇迹，实现惊天逆转。

“虽说我们都是在法院工作，平时看管较严，但孩子却还是有很多品行问题……高一辍学。费尽周折，好不容易求人托关系重新读高一，19岁了，我们以为他会懂事一些。可是，3年前他沉迷网络游戏，逃课、打架斗殴，很多课程不及格，学校也下了最后通牒，要么再次转学，要么只有退学。”马先生的语气平静得像暴风骤雨前掠过山峦的风。或许，愤怒早已在重峦叠嶂的挫败防御中沉入了阴深的谷底。

母亲忍不住插话：“什么办法都想了，甚至送到专门矫治网瘾的学校，可他以死要挟，我们实在没有办法。我们也认识到教育中有很多的问题，也想重新与他好好沟通，可是这几乎是不可能的，除了要钱，我们之间没有多少话可说。好几次我都跪了下来求他，他还是无动于衷。”

我咬咬牙，看着眼前有些哽咽的母亲：“你们说，对孩子沉迷网络有了一些反思，此前也咨询过好几个治疗师，我想听听你们是怎么想的？”

“正如您所说，我们在教育中确实存在很多问题，之前也咨询过好几个心理医生。”马先生停顿了一下：“我一直在司法系统工作，天天面对误入歧途的罪犯，因此对孩子管教很严格。出于职业的敏锐，我往往能一眼就看穿儿子的心思，准确发现他有没有在说谎。”

“你最信奉棍棒之下出孝子，非打即骂。只要一犯错、一说谎，冲上去就是一耳光。那时候孩子还很小，不懂事。当然，我也有责任，太溺爱，要什么给什么，本以为他爸爸唱黑脸，我唱红脸，可谁知道，现在把我们的脸都丢尽了。”妻子神情黯然地补充道。

“也就是说，你们经过反思，也学习如何用更为统一但却与过去不同的方式去改变与孩子的关系……”我停顿了一下，希望能探查他们反思的程度。

“是的。但孩子遗传了我，很敏锐。嗯，不，我的意思是说，我们像警察，他像惯偷，进去的次数多了，他也摸出了我们的套路……”马先生也停顿了一下，似乎在精心挑选措辞：“我想，您是心理医生，也许有比这更高明的方法，能够教给我们。”

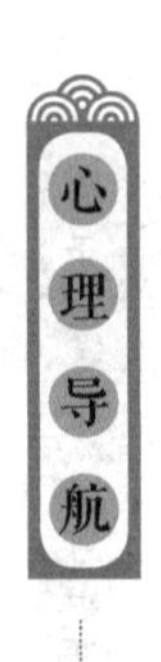

我感到这种表达有强烈维护自尊而自鸣得意的意图。关于教育及其家庭关系的调整，总是冰冻三尺非一日之寒。唱“红黑脸”一直是最大的误区之一。人的本性往往越受挫越谋求补偿，下意识从父母的分裂中学会内心平衡的特殊方式。沉迷网络往往是家庭问题关系的折射，不断自我满足的过程恰好对应着自我放纵与自我迷失。当唱红脸的人无法再提供补偿的时候，物质依赖便成为替代品。孩子似乎借助网络的自我放逐实现了对父母的反向控制——眼前成功的父母俨然已在这场坚持了19年的“战役”中丢盔弃甲。在亲子关系中，失败与成功的博弈同等强大，正确的道理用同样的方式重复一千遍就成了谬论，因而，孩子感觉榜样绝对正确而模仿又很困难时，会在压力的氛围中透不过气来。要么继续努力、要么放弃，而“撂挑子”比面对更轻松，是一种关系的平衡。

“是的，我们也认识到，在教育中讲了太多正确的大道理。”母亲说。

“难道我们还要去认可他做错的地方吗？我真是不懂！”

马先生显然并不同意妻子的观点。

“似乎，你们还是没有达成一致。”我回应道。

长久的沉默之后，马先生微微抬起下颌扫视了咨询室，像在工作中经常表现的样子，而他的妻子长长地叹了气，整个人都塌陷在柔软的沙发里。

“您说我们现在到底要怎么做呢？”马先生首先打破了沉寂，却带着几分挑衅的语气。作为一种投射，我感到他正在把“挫败感”像个“烫手山芋”般“丢”给我。正面回应，意味着我也必然和他一样没辙，迂回而绕开问题，我也会同样陷入无价值感。

“网络沉迷与之前的各种问题类似，都是横亘在你们与孩子之间的冲突，就像你们观点上的冲突一样。”我决定直面问题：“那么，这是否提醒我们，当你们能够处理你们的冲突时，就能应对与孩子的冲突？”

马先生不置可否地笑了笑。我只有进一步启发：“你们在彼此的冲突中，一方面感到对立，另一方面发现彼此的不同，于是逐渐感觉自己是与对方不同的个体，无论想法、情感还是行为。而你们夫妻双方是这样，孩子与你们之间也是这样的。”

“当然，孩子不仅与我们不同，与其他走正途的孩子也不同。我们从小到大，知道父母的艰辛，会……”我打断了马先生再一次彰显优越感的长篇叙述：“所以我很愿意听，此时此刻你们如何看待标新立异者的想法和情感体验？是的，这很重要，所以要慢一点。”

“什么？您是说我妻子还是孩子？”马先生对我这种慢腾腾的建议显得有些急不可耐。

“都可以。”我退了一步，毕竟这只是第三次咨询。然而，这种关系重构举步维艰、困难重重。

“哎！我们还是无法理解他为什么沉迷网络世界，难道要气死我们才罢休吗？”妻子在丈夫缺乏情感体验的叙述尚未停止时，把话题拉回到原点。“他就是想气死我们！”马先生附和着。

“好的。那么，你们彼此的关系以及和儿子的关系是如何造成孩子有了要气死你们的想法与行动的？”我不能轻易放弃。

“他就是不愿意去面对现实，更不能去面对困难。我们都是为他好呀！”父母几乎异口同声地回答。然而，这种回答却是一种无效论证，用结果解释结果。我再一次感觉到了挫败，只好再次澄清：“还记得吗？我们在第一次咨询中，有一个共识，当孩子不愿意来到诊室，父母关系的调整是解决问题的关键。”

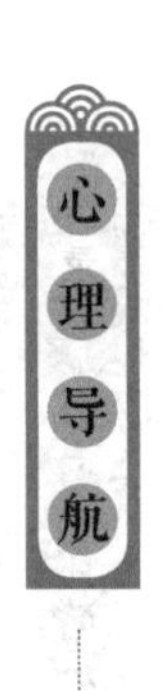

“不，不，我认为只有坚忍不拔的意志努力才能走向成功，我当年……”马先生开始得意扬扬地讲述他的成功历史。

“妻子听丈夫不断用成功经历来教育孩子的时候，感觉怎么样？”既然父母仍然不能在关系层面解读，那么另一个策略便是通过旁观者——妻子的感觉制造差异性信息，在马先生的内部认知与感觉之间产生扰动。教育需要父母陪伴孩子一起成长，但很多父母似乎对时钟一直在走视而不见，选择永远停留在过去的经验与僵化的互动中无法自拔。

“嗯，我感觉有些不舒服，但是，他爸爸说得好像也没错……”妻子回答道。我转头问马先生：“你听到妻子认同你的做法，有什么感觉？”

“我认为她不应该说不舒服，你知道，她如果再溺爱儿子，就没救了。”

"如果孩子在场并且对你们刚才的互动给出意见和建议。他会说些什么？"我努力想要把孩子引入互动关系并动摇僵化的沟通。

我敢肯定，就我们对他的了解，他根本就不关心我们说什么。"马先生轻蔑地回应道，妻子稍微停顿了一下，也茫然地点点头。

"假设他真的在场，并且心里确实有一些建议，他希望你们说点什么，你们之间及和孩子的关系就会有所改变。"我紧追不放。

"让他玩游戏？"马先生的回答轻率而带有几分调侃。

"让我们别管他？可要是真把我们气死了，他养活得了自己？"马先生的妻子用惯有的教训孩子的口吻回应道。

"我感觉，你们的回答好像平时教育孩子的口吻与方式。我还是愿意先听听看，假如孩子在场，他会对你们刚才的这种互动方式有怎样的感觉？"我抬头看看墙上的挂钟，第四次访谈已经过去 35 分钟。

夫妻俩相视摇头。等待几分钟之后，妻子才勉强插话："我儿子其实很聪明，他只要稍微努力一点，也不至于这样。"

又是一次无效的探索，当事人试图用对待儿子的那一套来应付我，借助心理医生的认同树立良好的父母形象。理智承认问题但内心却并不愿意认可。

时间仿佛凝固了下来："大家都认真思考一下，既然儿子如此聪明，父母如此成功，那今天的问题到底是如何形成的？"

"你说的道理我们都懂，之前也有咨询师提出过类似的观点。孩子的问题都是父母的问题。可是，我们到底该怎么办呢？向那个小混蛋承认错误？谁能保证这样做，他就能改变？"

我几乎差一点被激怒了！马先生的固执显然超出了我的预期："我的父母对我，比我对儿子严厉多了，可我就没有像我儿子那个鬼样子。就算是像你们说的，我错了，但作为一个父亲，教给孩子正确的道理，有问题吗？"

我长长舒了口气，稍稍排解了内心的郁闷："正确的道理并不是导致问题的原因，沟通方式与态度更值得我们反思。如果有人固定用一种方式来说教，动辄打骂，你们会有怎样的感受？"

"你的意思是说，感觉不舒服？可是我还是经常表扬他很聪明的呀？"妻子对我的观点表现出明显的反感。

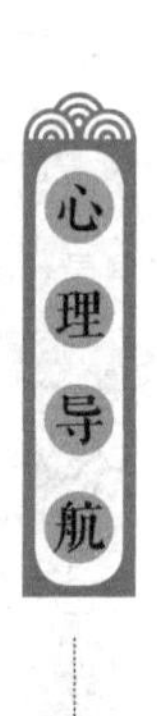

我在他们前方放置好一把空椅："现在，我希望你们各自写出孩子的十个优点。想象儿子就坐在对面，直接表达你们的欣赏和表扬。"

"什么？优点！哼，他还有优点？"马先生看了一眼沉默走神的妻子，对我的建议不屑一顾地冷笑了几声。

"父母通过欣赏孩子的优点，表达情感上的理解，这是孩子获得认同感的重要途径，从而减少上网的时间，因为网络游戏级别越高越能带来这些感受。"

"游戏能带来什么成就感！难道他要靠打游戏生活一辈子？"马先生夫妇显得十分愤怒。

我感觉前所未有的疲惫，决定暂时放弃这个话题，或许，直截了当地给一些教育性的信息也是迫不得已："网络游戏既然满足了孩子的情感需求，那么走入他的内心世界就需要你们也认真地去玩玩这些游戏，直到重新建立关系。因为你们带孩子去过网瘾矫治学校，军事化的行为管理也失效了。"

显然我的解释让他们感到难堪，马先生站了起来："现在到处都是网吧，有时候，我甚至想把那些网吧给砸了！”

妻子似乎刚刚回过神来，对我说：“你相信命吗？”她不等我回答，立刻接着说：“我本来是个唯物主义者，但自从生了这个儿子。我不得不相信一切都是命中注定。我肯定是上辈子欠了他的，或者做了什么错事，上天惩罚我。他就是我命中的克星。”

马先生也很沮丧：“真是因果报应。这辈子来索命的。最近我发现，因果报应确实是普遍存在的，比如……”

“我信或不信，对解决问题有怎样的帮助？”我打断了他，看着答非所问、纠结其中的父母，一丝隐忧涌上心头，在他们的内心世界里，是否已经彻底放弃这个孩子，全然不顾时钟指针嘀嘀嗒嗒在走的事实。

“我能感觉你们的失望和痛苦，也通过宿命论暂时找到了原因，似乎一切早已注定。我不明白你们此行真正的目的。”

“也许吧。只是还想最后努力一次，让您帮着判断一下，是不是无药可救了。”

矫治上瘾的孩子，往往需要父母在重建情感关系的过程中投入大量的精力，做好打持久战的准备。特别对于那些伴有人格问题的青少年，由于积压的情绪在逆反期突然加剧，而缺乏主动改变与求助的愿望。

“好吧，也只能暂时这样了。”马先生不置可否地表示。

结果，第四次咨询印证了我的预感，他们不告而别，电话再也无法接通。我也只能按照马先生夫妇提供的孩子在网上的信息，给孩子一些建议，然而孩子只是表达了家庭关系方面的问题，关系层面的扰动没有打开重建之门，一切便如同日升日落间不知不觉流逝的时光，同样陷入渺茫。同时，脑海中又不禁浮现出 2 年前所治疗的个案。

来访者是离婚的妈妈和同样沉迷网络的儿子。儿子开始也不愿意见我。我与母亲进行了十多次会谈，她写了厚厚的治疗日记。这是一个真正勇敢、涵容和智慧的母亲。在 1 年的时间里，对儿子不离不弃。开始的时候，儿子把一封封来自母亲的书信撕碎，甚至从电脑上删除母亲花了整整一个星期写下的内心感受，正眼都懒得去看。而母亲选择把痛苦和悲伤带到治疗室倾诉，领悟教育中给孩子造成的情感伤害和不够坚定之处。回去后，继续身体力行，用最深沉的守望与陪伴照亮儿子前行的道路。终于，那颗冷若冰霜的心慢慢融化，主动寻求心理帮助，找回曾经失落的自我。其实，自己才是自己最好的心理医生，只要你愿意，你就可以成为你愿意成为的人。

逃避现实以寻找自我平衡并不能带来成长，就像鸵鸟，埋头于沙粒中，权当时光凝固，问题从未发生，但时钟却一直在走，成为迫在眉睫的真相。

（陈嵘）

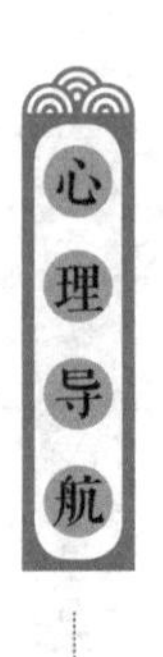

超越救赎

47 岁的蒲女士说，一针封闭打下去，肩关节的疼痛就缓解了，逐渐泛起微微的酸麻，也不知道可以维持多长时间。不过还好，对症治疗保证关节能够活动，就不至于立刻联想到腐朽的骨骼、溃烂的肉体。而这些惊恐不安的意象常常让她产生幻觉，变形的骨刺从全身的关节透过皮肤，露出尖尖的角，像针一样。显然，她谈论身体的病痛只是为了引出另一个问题，最近，正在读高二的儿子被迫休学。

她深深吸了口气，以便有足够的能量接上话题："他从小性格内向，不喜欢与人交往，没有朋友，只是跟他外公关系还好。原来觉得，等再大一点，比如考上大学以后，会慢慢变活泼一些。可是才上高二，先是迷上吉他，然后就不愿意去学校了。有时候话说重一点，就拿头往墙上撞，说死了倒好。最近，行为也很怪异，不仅反锁房门，失眠的时候还说听觉异常敏锐，能听到外公的呼唤；还有苍蝇、蚂蚁、千足虫之类的趴在床头东张西望、走在书上面；看见家里的菜刀就发抖，说有歹徒闯入，等等。"

我隐隐有些担忧，建议："在你接受心理咨询的同时，有必要带孩子到精神科的同事那里看一看。"

"看过了，先怀疑精神分裂，后来又诊断重度抑郁，还开了好几种药。他不愿意吃，我们也都坚决不同意服药。"担忧与焦虑清晰地写在她的脸上："或许，是因为我的原因。可能的话，如果我们做出改变，情况会好一些。而且，只要不去学校就很正常。是不是受了我的影响，就像我刚才说的，关于骨刺之类的话。当然，他外公也有责任，老说有各种幻觉，医生说可能因为癌症影响了脑的功能。我反复跟他讲，不要在孩子面前说这些。但我父亲充满恐惧，常常看到死去的亲人，说听到了召唤，感到黑色的水从皮肤渗出，等等。主要是因为疾病导致色素沉积，还有老年斑，出了汗之后，看起来颜色深一点。现在，儿子出了问题，反倒让我对自己的担心、敏感少了，而如何说服老人总是毫无办法。”

在我的坚持之下，在第三次访谈时，见到了被迫就诊的孩子。让我困惑的是，他不能够清晰地描述幻觉，而且似乎有某种程度的情感沉浸，精神病性的症状并不那么典型。例如，看到外公慢慢死去，然后灵魂漂移，诉说浑身疼痛，明知这样想不吉利、没道理却克制不了，进而引发内疚；夜深人静时似乎听到苍蝇、蚂蚁、千足虫从床沿走过，发出一连串声音，惊出一身鸡皮疙瘩……

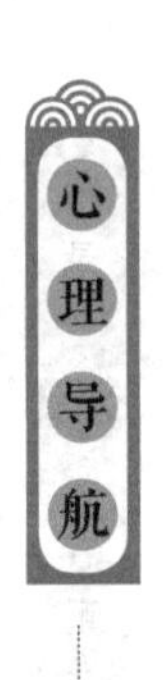

“听到这些声音的时候，你都想什么呢？”我试图测试其思维是否保持常态。很多时候，来访者诉说某些病理症状，却使用“好像、觉得”这样不确定的词汇，意味着并非真正的幻觉。因而在我的建议下，儿子先按照神经症治疗，而蒲女士继续接受心理咨询。

蒲女士是长姐，较早替父母承担了家庭的重任；从跑装修到经营建材；10年前离异；长期患风湿性关节炎，最近因侵犯心肌而几次入院；母亲14年前病逝，父亲半年前被查出癌症，正在术后化疗；交往1年的男朋友因无法接受而分手。显然生活的磨难过度消耗了她的能量，看起来比实际年龄显得衰老。

在这个家族中，似乎死亡、疾病、症状代代传承。每个人都在继承、内化进而表达着内心的恐惧。

“你说得对，确实如此。你可以说得更直接一些，需要问什么也可以直接问，我承受得了。这么多年了，该痛苦的也痛苦过了；该流的泪也流干了；曾经以为面对不了的也能面对了。只是，我不想让儿子变成废人。”蒲女士看穿了我的谨慎，抬起胳膊展示因风湿而变形的手腕。

超理智的接纳与波诡云谲的生命历程形成怪异的反差。也许几次访谈之后会自动脱诊吧！我想。

然而她每周总是按时到访，反复诉说成长历程中的重大事件。对一些动力学的测试问题，很有兴趣。例如，生命里最重要的人是谁？请描述一下在恐惧中，感觉谁会来拯救你？在遇到我之前，你向谁倾诉？或想象在什么情景下大哭一场，以释放压力和恐惧？你最后悔什么？如果能够重新来过，你希望改变什么？平时的爱好如何？等等。

蒲女士对每周一次的见面充满期待，而我却越来越压抑。那些创伤性的情景像一个个形态各异的透明“气泡”，充斥着房间，毫无规律地自由漂移，我只能静静地等待，偶尔碰触的刹那却又瞬间溃破而无声无息、无影无踪。又似乎有无穷的张力向四周弥漫、浸润。听其诉说儿时母亲痛哭流涕地指责她，作为女儿没有权利说泄气的话，更不能放弃，就让我联想起一幅幅画面，像一个个风湿因子（造成风湿病的物质）正沿着血管，穿过全身关节与每个脏器，沉积、啃噬、扭曲、变形，最终成为尖利的刺，从皮肤破溃而出；从小便学会了隐忍，在两个弟妹和孩子面前从不暴露脆弱，只能展现好的一面；诉说孩子的外公暗示孩子出现幻觉，隐含抱怨却又紧密包裹于道德自责感之中……一串鸡皮疙瘩从我的后背快如闪电地冲上后脑，感觉微微发麻。

倾听来访者的内心并感知其影响源于临床心理治疗的严苛训练。于幽暗之处体察被撩拨起来的体验，烦躁的、抽搐的、痛苦的、压迫的、莫名的却又死寂的，完全有可能起源于蒲女士潜意识暗流中遥远而古老的部分。童年的心理创伤不仅剥离“时间感”，让人不断逆流重返而难以活在当下，更可能带着治疗师一起漂流、迷失和陷溺。

“你有没有发现，反复多次回忆童年经历时，总是如此郑重地称呼‘我那最令人敬重的母亲’。而很多人，据我所知，他们很少会这样说。”我坚韧而有些残酷地从些微细节中，打开潜意识的暗流。我来不及思考，很多时候它来自临床直觉。

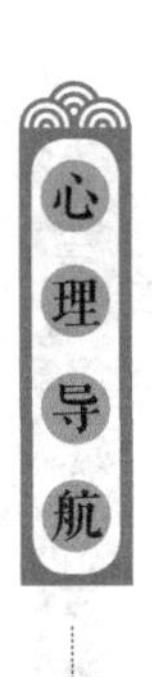

“这有什么问题吗？虽然我那最令人敬重的母亲给了我无法承受的压力，但是这种压力也塑造了我坚毅不屈的性格。所以，无论如何确实只能更敬爱她。更何况她都已经逝世多年，我不能再去说什么。”

“也就是说，无论何时何地保持对父母的敬爱，成为一种信仰，否则你会更加承受不了？”

一丝惊慌闪过她皱起的眉头：“我无法去想这个问题，母亲离开之前受尽了病痛的折磨，就像我现在，风湿病，所以我完全理解她。”

“你是说，当你也经历了类似的病痛折磨，就感到能够接纳，特别是那些让你承受不了的想法。”

“我没有什么太多的想法。或许，我真的想不起来了。你能说得更直接一点吗？”蒲女士有些迷茫，但我仍然捕获到了她突然黯淡下去的目光，至少在这个瞬间，她确实想起了一些什么。

“是的。当我在茫然而低下头的时候，脑海里浮现出母亲离开那一天的情景。我以为我忘记了。”回溯像放电影，蒲女士从沉痛的记忆碎片中发现了一些令她惊恐的片段：“我在责怪所有人……粗暴地挡开父亲的手……禁止3岁的儿子去床旁，不，时间要更早一些，从母亲住院就开始了……”

透过来访者双手的缝隙，我看到抽泣的脸因紧张而扭曲。

母亲长期患病耗竭了她的耐心，一个声音反复在内心响起，不如放手吧！让母亲早点离开，不再那么受罪。曾经托人找关系为母亲谋得烧第一炉的机会；嫌弃父亲检视骨灰时慢吞吞而颤抖的手，有莫名的不该有的解脱之感……

“这是你的内疚感吧！也许一直也未曾释怀。”

“也许吧。”蒲女士总结了这次访谈，感觉似乎稍微轻松了一些。

再次来访时，我惊讶于1周的时间让蒲女士身形枯槁，似乎情况变得更加糟糕。寒战引起免疫反应加重风湿，关节剧痛而难以入睡，不得不服用止疼药；短暂入睡却噩梦连篇；儿子和父亲的症状也变得严重。无奈地厚着脸皮——是的，她用了这个词，去描述请弟弟帮忙照看家人时窘迫难堪。而那个梦，确证无疑地映射了她的潜意识已经残忍地开始闯入意识，就像这些反复加重的症状：首先是纷乱而充满死亡恐惧的景象，与亲人光怪陆离的身影重叠交错。接着情景突然一转，一个眼神空洞的机器人用机械臂碰触我的膝盖。冷冰冰地缓解了疼痛。风湿，你知道的，它导致了关节的变形。然而治疗方案却是这样的，要把我的膝盖移植到胸腔里，替代衰竭的心脏，只要像膝盖骨那样增生，就会长出一个新的心脏来。突然我感觉胸口是被剖开的，没有血，乳房耷拉在一边，没有任何感觉。我惊醒过来，感觉手臂发麻，原来我把左臂压在了身下，稍稍活动之后，一阵酸麻从指尖涌了上来。

或许如同四季更迭，虽然不是每一次心理治疗都需要走过冬天，然而，解剖，面对阴暗、残酷，甚至连预期的血淋淋都不会有，才能超越救赎，真正温暖地活着，否则，窥破晨曦滴落的微光，行走便只是麻木的摆动而已，甚至算不上自我麻醉，因麻醉至少还试图掩盖生命是有热度的。这是梦向我们传达的意象。

在成长过程中，梦的第一个场景是重复出现的。而这一次显然与治疗结束后的进一步联想关联紧密：从童年开始，对强加给自己的命运满含悲怆，然而看着母亲只要听到风吹草动就要死要活的样子，以及父亲的软弱与事业的失败，一个隐隐的愿望就像一颗丑陋的种子开始膨胀。母亲动辄以死威胁，好吧！那就去死好了，大不了全家陪葬！越要求自己不能这样想，想法越如泉涌，像内心里挣扎出恶毒的诅咒，害怕哪一天真的成为现实。隐约之间，确知必然将会实现，到时候该如何面对？

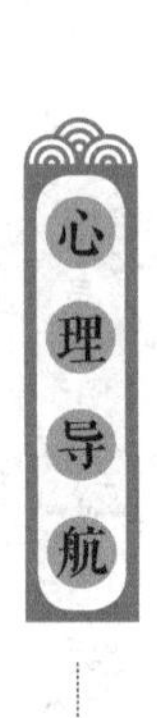

“于是，梦到了死亡，也感受到恐惧。”我描述着来访者的体验，并非如查字典般予以解释。梦的主人是潜意识，自然要把一切交给潜意识去完成。

“是的，但不仅仅是梦到母亲，还有我的死亡。尸体就躺在第二个梦境中，虽然看起来有机器医生在拯救我，但我感觉像一场活体解剖。”蒲女士开始因惊恐而全身颤抖。

“让你真正惊恐颤抖的，是看到被自己的诅咒剖开了胸腔。”

“是啊！”蒲女士开始抽泣，脸庞如同扭曲的关节痛苦地变形：“患病，还有不久之后我也会死，并不是最令我害怕的。

我的诅咒应在了父亲身上，还有我的儿子。我要怎么办呢？”

“你正在一步步面对你多年来不能吐露的真相！是非常的困难。然而，我就在这里，我能陪着你，找到出路。”

“我没有办法！”蒲女士痛哭流涕：“是的，我一直以来的办法就是咬紧牙关，忍耐、再忍耐。”

“忍耐、再忍耐，那些心理上和身体上的疼痛，也就逐渐压住那个令人恐惧的诅咒。以至于直到今天，在梦境的提醒下，才被重新唤起。”

“有些是这样的，又不完全这样。我刚刚感觉到，我其实并不排斥疾病与疼痛，甚至还希望它们来得更快、更彻底。很小的时候，就坚信母亲并不想让我活着，不然，她为什么要用折磨自己的方式来惩罚我、要求我？慢慢地，我也学会了自我折磨并强装笑脸。只要生病是因为学习、工作，她都会在虚伪的关心里心满意足。可是，面对已经逝世的母亲，我真的能够这么说吗？”

我长长舒了一口气：“是的。从此时此刻开始你将不再压抑恐惧，因为它仅仅来自童年，来自某一段痛苦的生活经历，而现在的你，可以面对它。对了，你告诉过我，你已经多少岁了？”

47岁，是的，就是这样的！来访者不断重复着。接纳与面对具有某种重建心灵的魔力。因为，它更真实、更真切。否则，一切看似很有道理的解释、认同、转移、逃离不过是仅仅活着的幻象。因而，很多时候我们活着却没有活着的温度。

在接下来的几次治疗中，我们延续着梦在潜意识指引的方向，逐步走向生命历程的深处。

“或许，骨刺让你现在仍然记忆犹新，你曾经也谈到疾病确实让你感到疼痛；也可能像打上封闭针之后微微麻痹，皮肤的温度也就没有原来那么高了。如同梦里有些冰凉的膝盖。”我停顿了一下，确保以“现实感受”导入间接暗示：“你就非常有可能对梦里的一切做出联想。”我再次停顿并看到来访者开始沉浸：“想起什么不重要，或许暂时想不起什么，比如机器人、机械臂……”

在数次尝试与反复联想之后。一幅具有动力性的图景越来越清晰：超理智而程序化的机器人医生当然也是心理治疗师的影子，恰恰折射了她对自己的体验，没有生命真切的质感；治愈性的感觉如同多少年来的压抑与自我攻击；代价也是惨痛的，疼痛与心脏衰竭，然而防御性的自我保护进行了意识化的移植，硬邦邦具有生长能力的膝盖替换了生命动力的象征——心脏，并进一步被变形啃噬，打开胸腔的刹那，甚至没有情感的象征——血液；冰冷的机器是坚忍卓绝的象征，也是自我惩罚；耷拉的乳房恰如母性的剥脱，是自身母体空虚感的映射，是痛苦经验的凝缩；最后的惊醒不仅仅是心理防御，更像是在告诉机器人——我这样一个冒险打开潜意识“心腔”的治疗师，是如此残酷而坚定，然而只要醒来后哪怕还会有自我麻痹，便有可能带来温暖，因为蒲女士自己解剖并开放了曾经紧闭的胸腔，以迎接内在的真相……

这是一个治疗性的梦，叠加在防御与死亡恐惧的阴影中，虽然还有阵阵寒意，毫无生气地解剖尸体，但也揭示出更为稳固的治疗关系正在逐步建构。

这样的觉察促进我进一步安详地陪伴痛哭流涕的来访者。那些在治疗初期被谈论的生活事件，逐渐富有情感，即便恐惧也显出生机勃勃。或许，情感的回流，可能在某个阶段带来迷

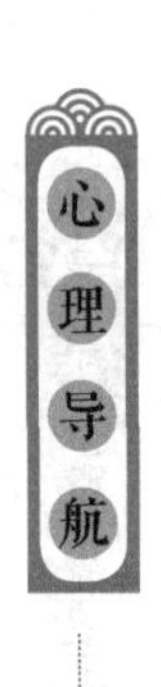

失，但沿着成长溯源而上，便可能顺应着当下跃动的生命涌向远方。

有时候，流出的泪水并非简单的情感宣泄，更象征了痛苦、悲哀与恐惧的排泄，意味着自我不同层面的开放。至少，这么多次的治疗，虚弱的蒲女士逐渐从情感回归的过程中越来越充满力量。

“说来好笑，还记得我曾说过，如果我不能好转，而你也尽力了，那么大家就没必要后悔而更坦然。”她擦拭着泪水：“这更像是对我自己说的话。我的坚强、理性与忍耐，牺牲似的，看似对别人好，其实就是为了隐藏我的心结。对梦的回忆，带来了很多的感受，我也逐渐感到轻松。我以为关于骨刺的幻觉是因为风湿病，但我感觉它就像孩子的那些幻象，是在代替我去表达我内心的恐惧。”

“是的。或许也还有另一番意义，像在提醒我们，开始面对并自我疗愈。”

“嗯！这让我想到，或许儿子的幻觉也是如此。我记得你曾经提醒过我，只是当时我还没有切身体会。当然，按照你的叮嘱，我并没有干涉他继续弹吉他和那些幻觉，至少这是释放压力的一个出口。”

“你能把自己与家人联系起来想，意味着我们的治疗前进了一大步！”我停顿了一下：“听到死去的外公呓语，还有苍蝇、蚂蚁、千足虫走过，也是如此。”

“可能他有些话要对外公说。幻听，医生是这么说的，好像在聆听他自己的声音，就像弹吉他。”

“以前你认定他这是为逃避学习编造借口，但现在看来，居然还有些不同的意义。”我鼓励蒲女士把孩子的问题与孩子分开。问题是问题，人是人。

“哦，原来如此。那么，我父亲患了癌症之后的那些症状，也并不一定是脑转移。”蒲女士试图扩大联想的边界。

“我在想，是不是这样并不重要，可以交给医生去判断，而我们更需要从心理上，去体验进而捕捉到更有意义的部分，从而学习怎样与问题相处。”

“是的，所以我不再去反复地劝说、解释，我也最终释然了。”

在持续治疗的时间里，蒲女士写了厚厚的笔记，朝花总要夕拾，才能透明整个世界的清晰和具体。也不再把儿子和父亲的症状视为病态，而是当作自己内在恐惧的活化去加以接纳，以一个有着七情六欲、哀伤坚强的母亲的样子去重建彼此的关系。在儿子呆呆出神地倾听夜空里缓缓垂落的幻象时，也静静地陪伴并感受，把听到的、看到的通过语言、文字描述出来，共同分享；一起拨动吉他的心弦，哪怕旋律并不优美，但彼此的视野却能在遥远夜空的寂静中温暖重叠……当孩子表现出正常的行为时就用正常的方式去互动，当表现出看似异常的行为时，就把人与症状分开。很多时候，能够在多大程度把彼此视为正常人决定了你能拓展多少建设性的资源，当资源慢慢占据心灵的时候，就像梦中掏空的胸腔所隐喻的那样，就有可能逐渐替代那些原来被认定为有缺陷的部分。

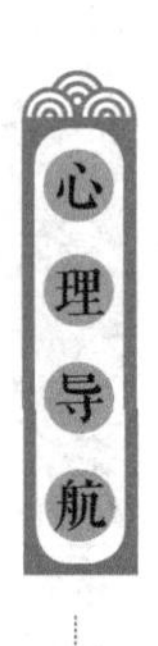

当你看到糟糕的部分而试图用良好的部分去扭转，往往意味着把对方首先视为糟糕而病态的，一直想要去扭转也就同时一直发现缺憾。尽可能地扩充正常的部分，与正常的感觉待在一起，或许才是我们走出人性阴霾，超越救赎的路。

治疗接近尾声的时候，不得不暂停几次访谈。在诚实、坦然的陪伴中，她的父亲安静地耗尽了生命最后的余光。而蒲女士的儿子却主动要求见我。这个男孩不再忌讳自己的症状，他甚至邀请我也想象他内心的幻象。我想，人类就是这样的，当某个亲人永逝的时候，才真正从现实里抽离，而把心灵的印记深深地刻画在我们记忆的空间里，产生深刻的影响，直到夕阳的迷雾也渐渐淹没我们的视线。

生命的幻象既是死亡阴影的笼罩，也是最后情感纠缠之后的深情道别，更是一种隐喻，让痛苦的人真正去了解自己。对痛苦视而不见的幸福，其实是对我们灵魂深处说谎。

我、蒲女士与她的孩子共同回顾了与死亡有关的情景，重建那个恐惧的瞬间，一起面对并让他们分别对逝去的亲人倾诉人生过往所沉淀的记忆。最终做心理上的道别，带着这些创痕去过自己的人生。因为我们相信，来访者看似有很多话讲给治疗师听，其实更需要通过治疗师去联结某个记忆深处的影像，表达出那些被风霜雪雨阻断、被沧海桑田修饰的话、悔恨和愿望。治疗师如同心灵裂痕融合的点，同步着重归，也就再次轮回。

蒲女士的改变也深刻地影响着周围的人。结束的时候，她反馈说，儿子去一家音乐学校学习吉他，幻象也还有，却思考着把幻象谱成曲，要母亲到时候填上词。

面对苦难，无法救赎，但可能被超越，真正的心理医生是自己，最有意义的心理治疗是诚实。

（陈嵘）

在不在这里

心理治疗的过程中，我常常问来访者，你还在不在这里？是的，就是这个神奇的词汇，此时此刻，一分一秒、一沙一漏，嘀嘀嗒嗒，或紧或慢，像晨曦里划过心尖剔透的水晶，像水晶星星点点的涟漪，曾经茫茫人海，来来往往的也不过是流动的影……

当我们去想，什么是此时此刻？发生了什么？感受到什么？便已不是此时此刻了。所谓桥流水不流，却总要去尽力挽留些什么。

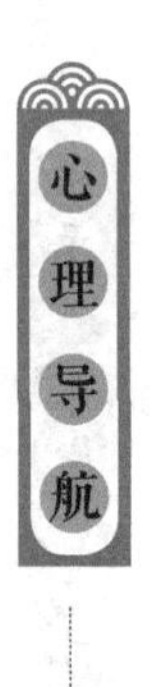

“我不想去学校，因为数学老师对我有偏见。”孩子对父母说。

“你现在这个年龄怎么能够不去学校呢”“你做了什么，让老师对你有误解”“你读书是为自己读还是为老师读”“那你应该跟老师好好沟通，可能有误会”“要不要爸爸、妈妈去跟老师交流”……孩子的意思，至少在一开始的时候，很想谈一谈偏见的现象、对偏见的看法及其感受。然而，很多父母往往下意识听自己愿意听的，做试图做的，以自我为中心筛选话题、建构交流框架、决定话题最终的走向。镜像教育的结果，孩子也是如此。大家不在同一个频道。孩子说着孩子的问题，父母说着父母的担忧，就这样愤愤不平地错身而去。要是能够讨论此时此刻的愤愤不平还好，可惜孩子认为“父母总是这样”，想起曾经，逃避将来；父母感觉“孩子总是不懂事”，回忆昨天，焦虑明天。谁也不知道当下还能说点什么，做点什么。

“此时此刻，孩子在说什么？有怎样的体验？”“此时此刻父母在说什么？有怎样的体验？”我试图让他们能够交汇当下的想法、情绪，而不是过去，更不是未来。

“他在说老师对他有偏见。”父母回答。“那就正面解释一下吧！什么是偏见呢？”我回应道。父母有些迷茫：“我们也不知道，大概意思是误解吧！”我对孩子说：“那么，孩子可以说说看，关于偏见。”

“我也不知道。”孩子愤愤不平。

“好的，那就暂时停在这里。沟通嘛……”我停顿了一下：“大家都用手机上网查一查。谁先说？”

“嗯，网上说，是……”父母想先说。

我暂时打断父母的话，看着孩子：“与你内心的答案对照一下，找到一致的，还有差异的。”

父母读了标准的概念，我转头对父母说：“等一下，孩子也会说他的想法，也和你们内心所想的对照一下，找到一致的和有差异的。”然后对孩子说：“你刚才在听父母读偏见的说法时，与你的答案哪些一致，哪些有差异。”

“我觉得他们并不能理解。”孩子试图“不在此时此地”。

我打断他：“慢慢来啊！交流嘛，一点一点说清楚。对他们说的，你感觉怎么样？”

我反复引导着他们就一个当下的话题，展开认知、情绪反应与身体姿势的循环探讨。因为，交流之所以陷入僵局，往往源于我们总是站在自己的角度，把自己想表达的经验、看法硬塞给对方，听的时候当然也就只能抽取符合自己的部分予以回应。

每个人都有满足自恋的需求，控制对方其实却是为了控制自己，避免面对自己不愿面对的。终于，我们活在了已经成为历史的过去，抑或还未发生的缥缈的未来，前者充斥着幼稚、无奈和扭曲，后者透射着虚无、焦虑和单调。原本可能也没有太大问题，然而，随着彼此对独立性、自尊感的意识化及其诉求增加，彼此强加意志充斥着精神暴力。

当你认为对方有多逆反时，也就意味着你也有多逆反。不管道理有多正确，爱有多热切，打着这些旗号的所谓成长、教育或改变，都是野蛮的入侵。于是，所谓教育、成长、改变的也就仅仅是所谓的教育、成长和改变而已，让有意思的东西成为没意思，大家都意思意思罢了。

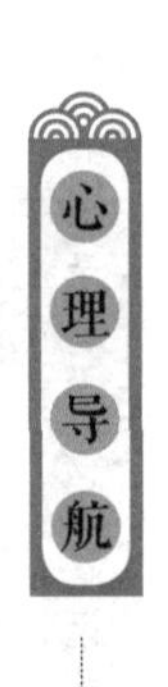

15 岁的小菲长期缺乏父母的共情，身体好、学习好是交流的焦点，除此之外他们没有太多话题。直到小菲因“抑郁症”暂时休学。

“在你没有准备好之前，我们不再逼迫你去学校。而且，你喜欢音乐和写作，我们也不再反对。”父母对小菲说。

小菲低着头：“嗯。”

我对小菲说：“你喜欢音乐！我有时候也听，只是不唱，五音不全。”

小菲有些羞涩：“就是平时闷的时候唱一下，学着谱曲。没有正规去学习。”

父母插话：“她很聪明。我们也告诉她，哪怕以后读艺术院校，也是可以的。关键是现在要振作起来。”

小菲沉默。

父母接着对我说：“我们还给她很多资料，是关于艺术院校毕业后的发展的。我们很支持她。对吧？菲菲。你也听听陈医生给你分析一下，学习音乐的前景。”

我看小菲继续低着头，烦躁不安。

音乐、写作作为小菲处理心理困扰活在当下的方式，具有补偿、平衡的功能。然而，父母关注的仍然是他们此前最焦虑、最担忧也最在意的。把所有此时此刻的交流都置换为“学习、职业与未来的发展”，进而把自己内心的恐惧投射给孩子，即便对方已经努力开始自我疗愈，也都视而不见。

那就让我们一起在治疗室唱一首小菲最有感觉的歌吧！我提议，同时看到父母在我五音不全的声音里，惊愕不已。接下来，我们仅仅讨论此时此地的感受。

心灵交流的唯一的法则是先接受对方此时此刻，不需要做出任何改变！

亲爱的父母们，我可以同情并理解你们的做法，就像我也不得不常常屈服于现实的残忍，但是我更愿意你们与孩子先学会如何活在当下。没有这个前提作为风吹雨打的抗力，一切不过是温室里的寒冷彻骨。

人类没有焦虑就没有面对现实、发展生命的动力；没有自卑就没有敬畏与克制的善意；没有烦恼就没有感知愉悦的对比；没有抑郁就没有悲悯心痛的爱；没有痛苦就只剩下无边无际的恐惧……尽管，神经病理的主流价值体系确实发现了某些不合时宜的所谓“问题”或“不正常”。人们也无法用“现在看似异常的，谁知道将来是否异常”来安慰自己，因为这种认知仍然是指向未来的，而不足以带我们回到当下。

带着症状生活，才是最真实的健康，也是生命的常态。不论人们如何解释它的起源，也不论别人如何严格地对此进行矫正，如果症状就在这里，像心灵世界的一个过客，那就接受并邀请它待在心灵世界里，主人还是主人，客人就只是客人，因为，承认活在症状里也就能真正意义上丰富地活在这里。

我比较认同，心理健康的目标是过程性的探索，甚至是一次次冒险，是了解自己、理解自己，成为自己，而不是把自己贴在墙上，与某些标准重合。

还有某个来访者陈述了一大堆心理、行为症状，控诉社会不公，表达焦虑、懊恼、愤怒、烦躁、抑郁的情绪，强烈地意识到要改变，下意识却抵触改变。这正合了某些心理治疗师的心意，因为他们内心里有所谓健康的、主流的、合适的标准。慢慢地你会发现，再次陷入两难的选择性困境，要么接受主流文化，把原来的替换掉，要么带着一大堆自我分析的新问题继续去面对现实困难。原来你只有一些现实选择方面的难题，现在还多出了心理选择的难题。不愿意？好吧！去精神科看看。

一个事实是心理咨询师、精神科医生很可能在现实生活、工作里，并不比你好多少！头破血流的晋升压力、纷繁复杂的人际纠葛、吵吵闹闹的婚姻生活，也为了孩子上个什么好的学校血拼到底，更因病痛生死而惊恐不安。面对困难，也要焦虑失眠、幸福感降低、存在感缺失！对分离、丧失、死亡仍然需要崩溃，需要独自走过痛苦哀悼的历程。绝对而永久的健康是一厢情愿的幻想。

一个 42 岁的男性来访者在治疗时，向我倾诉了在事业单位的种种不公平、不适应以及在婚姻、教育孩子中的烦恼、焦虑。一方面，文化观与主流的价值取向格格不入，却又不得不按照“流行”的方式往上爬，担心所有风吹草动，失眠、噩梦连连。另一方面，心理症状是生存所付出的代价，意味着心理治疗师抑或任何积极的心理学理论，并不是去按照某种价值条件苛刻、冰冷地评判人、改变人，把标准的知识、反应、体验、文化观、理念强行植入，像训练动物一样，用电击、厌恶剂克隆成功的人、领军的人、幸福的人。

能够在现实世界里表达却不会遭遇苛责、责难和暴力，是一个理想。现实的困境，人与人之间人文精神的差异，某几个心理学家、哲学家、社会学家解释得了却解决不了。于是，最大限度地活在此时此刻、此时此地，也就意味着允许每个人在内心世界里有一个空间，缓冲文化建构所带来的冲突；缓冲各种症状带来的人际困扰。在交流互动的过程中，倾听、观察、包容，接纳一切是发展一切的前提，说起来容易、做起来难。

你、我、他，看似在这里的时候，是时候想一想，是否真的来到了这里？

（陈嵘）

主要参考文献

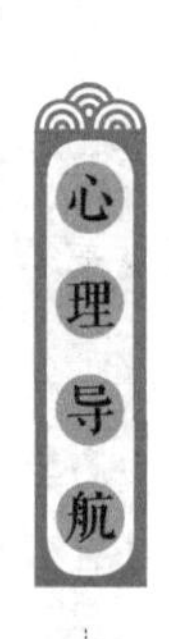

1. 王祚桥，胡真 . 大学生心理健康教育 [M]. 北京：中国中医药出版社，2018.

2. 秦竹，陈嵘，马定松 . 心理咨询的理论体系与实操技能 [M]. 昆明：云南科技出版社，2020.

3. 秦竹，陈嵘 . 中西医临床心理治疗学 [M]. 昆明：云南科技出版社，2014.

4. 维吉尼亚 · 萨提亚，约翰 · 贝曼，简 · 格伯，玛丽亚 · 葛莫莉 . 萨提亚家庭治疗模式 [M]. 北京：世界图书出版公司，2006.

5. 伯特 · 海灵格 . 爱的序位 [M]. 北京：世界图书出版公司，2013.

6. 李舜伟 . 你可以睡得更好 [M].3 版 . 北京：人民卫生出版社，2011.

7. 凯瑟琳 . 加洛蒂 . 认知心理学：认知科学与你的生活 [M]. 北京：机械工业出版社，2016.

8. 爱米尔 · 库埃 . 心理暗示与自我暗示之柯尔效应 [M]. 北京：中国青年出版社，2011.

9. 米哈里 · 契克森米哈赖 . 生命的心流 [M]. 北京：中信出版社，2009.